思想觀念的帶動者

文化現象的觀察者

本土經驗的整理者

生命故事的關懷者

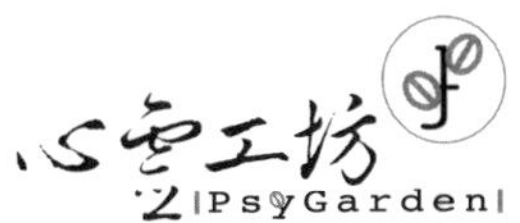

STORY

在奔馳的想像中尋找情感的歸屬
在迷離的經驗中仰望生命的出口
在波動的人性中釐定掙扎的路徑
在卑微的靈魂中趨近深處的起落

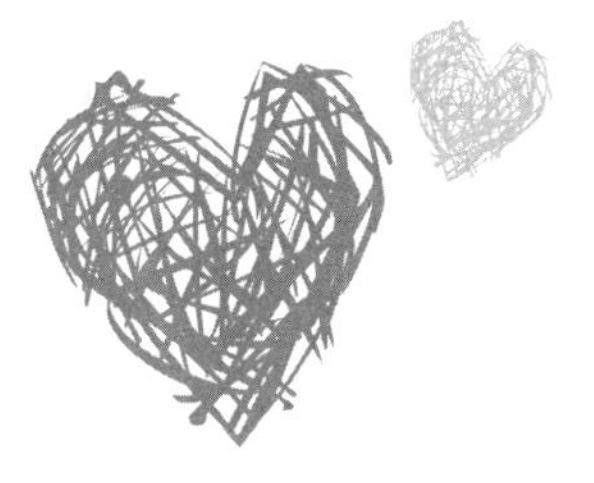

親愛的我，你好嗎？

十九歲少女的躁鬱日記

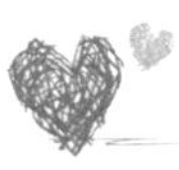
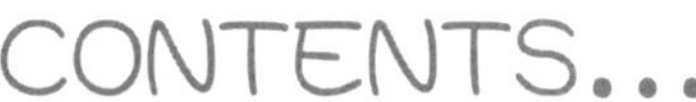

【導讀】

平息躁鬱風暴

楊明仁（楊明仁診所院長，作者主治醫師）

她今年二十一歲。

就像自己的女兒一樣，她有著天真的幻想，更有顆善良體恤別人的心。她聰明又很會讀書，幾乎各類書籍都會涉獵，尤其是歷史書籍，她更是熱衷，許多歷史典故的來龍去脈都有辦法娓娓道來。

應是荳蔻年華無憂無慮的生活，卻遭遇她一輩子都沒想到會發生在自己身上的疾病。

躁鬱症，像暴風雨一樣地狂掃而過她年輕的生命。

高二時莫名其妙地開始出現憂鬱症狀，當時難以言喻的低落情緒困擾無以宣洩，只能借助割腕自我傷害來紓解，不過父母都不認為她是生病了，認為或許只是功課壓力而導致情緒困擾，因此並未至精神科就診，只是接受學校安排的諮商輔導，期間症狀曾有轉好，直到大一時躁症發作確定診斷為躁鬱症之後，才正式接受精神科的治療。

在書中她講述十七歲到二十歲的心情故事。這段時間，因為生病的關係，她遭遇了劇烈地情緒症狀起伏；從高中到大學，她也面臨了人生成長的急劇變化。在這裡，她勇敢地突破社會對於精神疾病的禁忌與偏見，不避諱大方地分享在過程中對於疾病的親身體驗以及生活點滴。

在文中，她透露了渴望被了解關心的心情，反映極度恐懼被遺棄心理的投射而產生的憤怒與不滿，以及面對莫名其妙情緒變化時的不安與無措。這不僅是她的故事，也是許多人的共同遭遇。

躁鬱症——雙相情感疾患

躁鬱症又稱雙相情感疾患或雙極型情感疾患，是情感性精神疾病的一種，會有週期性循環的情緒高昂狂躁或憂鬱低落的症狀。

患者在躁病時，會有情緒過度興奮愉悅、睡眠需要減少、易怒、喜爭論、易與人起衝突、過份慷慨、熱心、亂花錢、自認能力很強或言行誇張、活動量高等症狀。在鬱病發作時，相反地則會出現情緒低落、失眠、早醒、食欲減少、興趣減退、反應動作遲鈍、絕望、有不當罪惡感、有自殺意念或企圖等症狀。

但是，除了上述症狀外，無論躁或鬱症的診斷，都必須考慮時間的因素與其他的條件。更精確地說，躁症發作需症狀持續至少一周以上，鬱症發作需症狀持續發作至少兩周以上的時間，病情嚴重到造成日常生活、職業與社交功能障礙，並且必須排除藥物或身體疾病之病因，才能下此診斷。

雖是如此，躁鬱症的診斷有時卻是相當弔詭，雖然疾病在躁症完全發作後症狀會很明顯，診斷並不會很困難，不過如果一開始只出現鬱症症狀，則躁鬱症鬱期發作與一般憂鬱症難以區分，只能靠病史、家族史、或疾病的病程發展來進行鑑別診斷。

思瑀的疾病發生過程也是這樣，在高中時出現鬱期的症狀，而非典型的躁鬱症症狀，所以並不容易一開始就能迅速地給予適當治療，而必須等到躁症症狀完全爆發才能確定診斷，並給予情緒穩定劑的治療。

根據流行病學躁鬱症之終生盛行率約為0.4-1.6%，男女性發病的機會相同，一般首次發病常於青少年及年輕成年，容易有遺傳的傾向，家族史中親屬多有罹患躁鬱症或憂鬱症的情形。

至於躁鬱症的發病機轉目前仍未定論，不過大體說來與腦部物質不平衡有關；根據中央研究院臺灣生醫研究團隊的研究發現，躁鬱症是因為腦部的發育障礙，而腦中鈣離子與鉀離子不平衡是可能的致病機轉之一。

一般而言，躁鬱症的治療以情緒穩定劑為主，並視病情給予抗精神病藥或抗憂鬱劑。躁鬱症之治療效果良好，而且愈早治療可減少發作及發作的嚴重性，治療後大多患者症狀都可獲得消除，並可恢復原本之社會功能。

但，值得注意的是雖然躁鬱症治療效果良好，不過復發率極高，由於病程起伏也容易造成疾病慢性化，約有一半的病人在兩年內至少有兩次以上的發作。

因此，預防復發實為躁鬱症治療的重要課題。

復發防治的根本基礎與是否規律服藥與疾病預後息息相關，無故停藥常會造成疾病的復發，在症狀穩定之後，患者常會覺得自己沒病，不願繼續服藥，因此協助患者長期接受治療是躁鬱症治療成功與否的重要關鍵。

躁鬱症在經過治療之後通常都可以得到很好的控制，但是容易循環發作的特質以及病發時強烈地情緒變化等症狀所帶來的衝擊與影響，不論是對患者或周圍的親人來說，這絕對是一種很消磨精力的大腦疾病，需要毅力及家人支援共同面對，再配合專業治療，才可以達到最好的治療效果。

自我傷害

不諱言，在照顧思瑀的過程中，曾經不斷發生自我傷害的行為，實在是治療者的一個大挑戰。

狀況不好的時候，思瑀會出現不斷地用刀割手臂的自傷行為，有時甚至也會浮現自殺的意念。

自傷行為的背後代表著各種不同的意義。有人認為自傷者以傷害自己來宣洩情緒，藉著身體上傷口所帶來的痛苦，來撫平內心更痛苦的心理狀態，在這樣的情境下構成了嚴重混亂的精神病態行為。另外的說法則是認為，自傷者企圖利用這樣的行為得到較多的愛與關心。也有人認為，自傷為不良壓力因應適應策略，而從心理學的觀點來看，也有可能自傷者在幼年未能與父母建立良好安全的依附關係，因而試圖藉由傷害自己的身體，來改變童年承受的痛苦的自我療傷模式。

自傷與自殺都是自我傷害的行為，也是不良的壓力調適的方式，不過自殺是以結束生命為目的，自傷只是想傷害自己的身體，如割腕、以香菸燙傷手臂等。

自傷行為可能在幼年就出現，但，一般而言大多發生於青少年時期，雖然許多個案在五年內會停止，不過也有不少會延續到成年。

由於種種限制，關於自我傷害的流行病學評估並不容易。美國的調查發現，青年與青少年自我傷害社區之盛行率約為4-38％，大學生的自我傷害的盛行率約為17％，而高中生發生自我傷害行為之盛行率則約為13-24％。

臺灣一個針對國中生的調查則發現，自我傷害行為的終生盛行率為30.8％。針對三種自我傷害行為——刻意自傷、非外顯性自傷、與衝動性自傷，研究者進一步分析推論，刻意自傷行為與憂鬱及壓力源多寡有著明顯的相關。

自我傷害是憂鬱症患者經常會出現的症狀。

雖是一種帶有自療形式的壓力不良的調適行為，臨床上發現自我傷害行為還有以下特別的現象：自傷也有高度成癮的傾向，自傷者一年內再發的機會相當高；同時自傷也具有感染性，有時在學校甚至會形成流行的趨勢，近來發現網路或資訊的傳播方式也會助長這類行為的散播。

雖然自傷者大多時候可以控制自己的行為，也並不一定想自殺。但也有可能會衝動控制不佳，甚至因而自殺身亡，必須嚴肅面對，不可不慎。

青少年性格發展尚未穩定，有時不能正確地表達自己的情緒，當內心焦慮憂鬱，或是壓力不能妥善調適，就有可能透過自我傷害的方式，作為情緒的宣洩；因此在處理上，除了探討自傷的原因外，也應該指導正向建設性的壓力適應方式。

對諮商師的情緒是幼年不好經驗的投射

幼童的經驗會深烙在心靈而深深地影響一個人。

思瑀出生後不久便和父母分離，和外婆同住。也許是幼童時與父母分離的經驗，致使她日後對分離有著嚴重的焦慮。

在文中，她也說出了內心最深層的恐懼，害怕被遺棄。不過，在學校諮商的過程中，卻因故不斷地轉換諮商師，讓她重複經驗被背叛或遺棄的不愉快。

也許這是學校制度的關係，不過就建立長期穩定的「治療關係」而言，經常變換諮商師實在不是很好的辦法，不僅不容易建立穩定信任的治療關係，也難免造成被諮商者的不方便。

而且，就思瑀的個案來說，在過程中難免又觸及幼時不愉快的經驗，因此更加激發了怨懟的移情關係而形成了治療上的困境。

所謂移情，這是在諮商或心理治療的過程中常見的現象。在形式上，可以分為正向移情和負向移情。正向移情是指被諮商者將治療者視為過去經驗中某個給予快樂的對象，而投射正面的情感；反之，負向移情是指將治療者視為過去生活帶來不愉快經驗的對象，而對其投射負面的情感。

面對諮商過程的不愉快與挫折，諮商者除了必須積極地處理此時此刻的問題，建立信任的治療同盟，同時在技術上也必須進一步深入地探討個案的成長經驗，了解過去的依附關係，而且更需要適當地運用治療技巧來處理負向的移情，協助個案走出心理困境。

手足競爭（sibling rivalry）

兩年多的時間一下子就過去了。

這段時間，思瑀固定回診規律治療，雖然有時也會出現情緒較大的波動起伏，但基本上疾病症狀可以說是相當穩定。此外，無論生活、學校課業等各方面，也都維持著很好的狀態。我心裡很高興，她可以突破疾病障礙所帶來的種種限制，活出了新的生命。

除了回診的時間之外，思瑀也經常以電郵與我互動。

在電郵中我們聊了許多，思瑀大方地和我分享她的生活點滴，對於事物、人生的看法，更多的時候她會和我談她的家人。

有一段時間，在電郵中思瑀也經常提到她對哥哥愛妒交織的情感。

思瑀與哥哥間的互動，雖然彼此和諧親愛，但是心中卻深深地隱藏著手足間的競爭與怨恨。

這似乎反映了手足之間既親密又衝突的矛盾關係。

手足競爭（sibling rivalry）是存在於兄弟姐妹間的比較、競爭、嫉妒或仇恨；手足之間除了友愛和親情之外，競爭與比較是時時存在著的，這樣的關係可能從幼年延續成年，影響兄弟姐妹複雜的情感連結，也影響了一個人的一生。

一般而言，手足競爭與父母的教養態度、出生排序、人格、性別、家庭外的經驗有關，而其最大的原因是為爭取父母的注意、愛、認同與手足的成就，因此，手足之間對於父母所給予的獎賞與懲罰是否公平非常敏感。

或許就在這心結之下，思瑀一直對於爸媽的「偏心」有著強烈的情緒。

思瑀經常抱怨父母對哥哥有著更多的關心，並有強烈的嫉妒情緒。

她認為自己從小被送去給外婆帶，而哥哥卻是由爺爺奶奶帶大，這是父母偏心的差別待遇。對於這樣的安排會帶來思瑀如此的心理感受，也是爸媽當初始料未及，即便後來爸媽再怎麼努力，都不能改變思瑀的想法。

面對子女的衝突與競爭，父母最重要的是要能公平不偏袒地面對兒女間的爭執，不偏心、不比較，盡量教導他們合作，真心地接受每個孩子的不同，欣賞每個小孩的不同，讓小孩感受父母認為每個人都是獨特的，這是很重要的態度。

從社會心理學的觀點來看，手足關係有先天衝突的本質，但這也是個人社會化過程很重要的一部分，透過衝突競爭的歷程，個人得以學會適應社會關係所需要具備的技巧，這也是成長發展過程彌足珍貴的經驗。

家人的角色與幫助

躁鬱症只要經過妥善地治療，疾病的症狀絕對可以得到穩定控制，不過，應該更強調的是，家人在康復過程中所扮演的角色，絕不亞於醫療人員。

家人與家庭環境對疾病病程的發展有著絕對的相關，過去研究發現精神疾病患者的家庭氣氛是左右疾病預後的重要因素。

例如，對精神疾病的患者來說，家庭情緒的情緒表露是疾病是否復發的一項重要指標，如果身處的家庭氣氛是為高情緒表露者，則較容易復發生病。

高情緒表露指的是，家庭中主要照顧者對於患者有較高的敵意、批評、或是情感過度介入；常常會是家人怪罪個案因為疾病造成困擾而出現的負向態度或語言，或是家人認為是自己的過錯而導致個案生病而怪罪自己。

面對家人生病，共同辛苦地對抗病魔，全家都將面臨嚴重的壓力，挫折、無奈、焦慮、害怕、生氣、無助、罪惡感各種情緒交錯複雜，因而也會顯現較高的情緒表露，不僅嚴重地傷害家人的關係，當然也會影響疾病的病程與發展。因而家人必須要學習接受躁鬱症以及它所帶來的各種問題，否則將難以順利與之對抗。

因此，家人怎麼提供生病者更多更有效的幫助，是一個重要的議題。不容否認的，必須體認生病之後難免一切終將發生變化。

躁鬱症的治療是一輩子的歷程，必須要有耐心；就算已在治療中，要穩定症狀也需要時間，因此不可能期待快速康復或痊癒。而且，絕對要理解，即便在治療之後症狀會有很大的改善，但必然還會存在某些障礙，為了避免失望與怨懟，絕對不能有不合理的過度期待，當然，也不能完全失去信心。

另外，要學習如何在鼓勵生病者獨立與給予適度支持之間取得平衡。

要接受生病者的不足。病發的時候，躁鬱症患者無法控制自己的情緒起伏，所以，一味要求生病者靠意志來克服憂鬱或煩躁的情緒是不可能的。家人也要學會接受自己的極限。自己不能使生病者得到救贖，也不能強迫生病者為自己的康復負起責任，我們能做的只是提供關懷與支援。

而且，家人應該學習更多關於躁鬱症的知識，瞭解它的症狀與治療方法，愈了解躁鬱症，愈能協助生病的家人，也愈能夠處理疾病；我們應盡力鼓勵生病者勇於面對治療。

躁鬱症的治療愈早，預後愈佳，所以應該鼓勵生病的家人及早接受專業協助。並且透過同理了解，你必須讓生病的家人知道你永遠關心與支援他，隨時都準備提供任何協助。

同時，家人間彼此互相幫助將會協助降低生活壓力，要求生病者建立規律的生活習慣也將有助於降低家人的壓力。

最後，家人間坦誠地溝通，分享彼此的關心並真誠傾聽，更是共同因應疾病最根本的關鍵。

【序】兩個靈魂的拉扯，而我在何處？

我迷失的不是我的生命，而是我的心；一顆被罪惡綑綁的心，一個被黑暗掌控的靈魂。

多麼希望就這樣一睡不醒，這樣的禱告有用嗎？上帝會原諒一個整天想結束自己生命的人嗎？

生病以後我發現一件事，那就是身心靈真的是分開的個體。儘管他們同時都住在我這個軀殼上，但我對他們常常無能為力。當這些不同的靈魂開始拉扯，我的心是如此疲憊卻毫無辦法前去阻止。這或許是一場拔河，但我永遠不是那個裁判，誰輸誰贏，我連決定的權力都沒有。

我在大學開始沒多久就出現躁症跟鬱症的循環，但當時的我根本就不了解自己的身體發生什麼樣的改變。我印象最深刻的就是恐懼，一種莫名的恐懼從身體裡面流出，你不知道你在害怕什麼，但就是會冷不防地打從心底發顫。

這當中最痛苦的是什麼呢？我想應該是「失去」。你曾經擁有的，但卻在一夕間蕩然無存時，那種痛苦真的難以言喻。我說的失去不僅僅是喪失我的情緒自主能力，還包括我的社交生活、我的數理能力、我的邏輯思考及學習記憶能力等等。記憶力變差是最令我痛苦的，雖然過去的我不能算是一目十行，但也不至於發生學習困難；大學發病後，讀書對我而言異常艱辛，因為翻開下一頁時，前面所有的知識都已到九霄雲外。儘管我告訴自己人一己百，但到最後往往讓我邊讀邊流淚。或許世界上真的有很多人在學習上有問題，而我也比他們好上百倍，但這種感覺是不一樣的。畢竟從未擁有的，你根本不能體會其中的美好；失去擁有的，卻會讓你因過去的甜美而悲痛萬分。我想這也就是為什麼每到考試時，我就對自己灰心喪志的原因吧？我甚至因此痛恨自己，那種感覺真的很糟。

當我總算發現自己的異常，並知道自己可能不再屬於自己時，我開始求診。躁與鬱的循環讓我一下覺得自己狀況好得不能再好，一下又突然落入痛苦深淵。我的世界開始充滿謊言，試圖用這些薄弱的糖衣保護裡面這個害怕受傷的心。生病或許不是我的錯，但事實上，這個世界充滿了對所謂精神疾病患的偏見；當你痛苦萬分，卻因擔心外界的異樣眼光而難以開口，還得努力偽裝自己表現「正常」，真的令人無助而內心深受煎熬。我真的很想改變些什麼，但對於當時一個幾乎失去自己行為能力、整天在家拿刀亂舞的人而言，這顯然是一項艱鉅的任務。接受治療一年以後，我的情緒慢慢平復，雖然還是時常會有out of control的情況出現，但至少也給了我不少情緒自主的平靜時間。

一次偶然的機會下，我翻開了自己這段時間的日記。我遺失的記憶，又一幕一幕地慢慢在我眼前重演，儘管仍有片段殘缺，但還是讓我看到一個孩子瑟縮在角落發抖的恐懼。

整理日記並不是那麼容易的事，畢竟生病以後，你很難靜得下心寫好你的日記，或者應該說，根本就沒有動筆。加上之後我對自己眼前畫面的恐懼，讓我更加不敢把自己所看到、所感覺到的寫下。（每天的噩夢及眼前不斷浮現殺戮、自殺、自殘的畫面讓我害怕，可我又無法逃離他們的糾纏；我不想記得這些，所以葬送自己日記的延續。儘管每天看到的畫面都不一樣，但卻一次比一次血腥，唯一值得慶幸的是我的記憶似乎不再管用，所以這些都已漸漸淡忘。然而，深層的恐懼卻永遠離不開我的心裡，深藏在我的記憶深處。這些可被稱之為魔鬼的東西不斷地啃食我的心、我的靈魂，只要情緒稍有起伏，他們就藉機竄出破壞，使我備受折磨。）

我的日記到後面幾乎都有插畫，通常，是一個人拿著刀子在砍另外一個人；有趣的是，這兩個人其實都是我自己。所幸並沒有著色，不然這些畫面大概會使我永遠不肯再翻開自己的日記吧？高中的日記，很少、很短，但卻寫下了我第一次面對黑暗的擔憂與害怕。儘管我意識到自己看到幻影不太對勁，但我從來也沒想過自己怎麼了，唯一根深柢固的想法是「死亡」。大學，豐富的創造力及無窮的體力讓我對自己感到非常滿意；當然，那個時候的我也不知道自己生病了。現在我可以很輕鬆地說：「嘿！你看！這是躁症在發作。」或者是：「喔，鬱症又發作了啦！」之類的。但是三年前的我能夠嗎？高中時的我能夠嗎？答案是「不能」。更糟糕的是，我可能在爸媽的保護下永遠無法就醫，加上對於這方面知識的缺乏，我想這對我的家人或是我自己，都會是個相當大的折磨。翻開自己日記第一個單純的想法是：讓大家認識我們。

認識我們，因為我們曾經都是你的朋友。我們沒有改變，也希望你們不要因為我們生病了就離開我們。生病的我們，更需要你們的溫暖與幫助。

認識我們，因為我們永遠都是你的家人。不要因為我們生病就離開我們，雖然我們常常會和你們產生言語或行為上的衝突，但我們還是深愛你們。生病的我們，還是需要一個避風港。或許我們不願意回來，但知道有個地方能給我們依賴，仍能令我們感到安慰。

認識我們，因為我們就生活在你們周遭。我們並不會像新聞報導的那樣「神經病」（我想媒體應該要對精神疾病的汙名化負很大的責任。）我們多麼希望有個接納我們的社會，多麼希望當我們鼓起勇氣跟你們說：「我有躁鬱症」時，看到的不是你們眼中的詭異或退縮。

隨著我的狀況愈來愈穩定，我開始增加日記以外的篇幅。當我在談論自殺或是自我傷害時，其實是很掙扎而矛盾的。或許讀起來就只是平平淡淡的幾行文字，但是當我在寫下這些東西時，我必須重回當時我「想死」跟「自傷」的情境。（進入這樣的情境並不困難，困難的是你很難再從黑暗中逃出。）我對自殺有我自己的看法，儘管之後接受基督教信仰，也沒有改變我對自殺的觀點。寫這篇文章，真的只是希望能夠安慰受傷的遺族。一個人自殺，不代表他沒有愛，但可悲的是我們往往都忽略這份愛，只是用自私概括全部。（寫於〈血，能洗淨我一身的罪惡嗎？〉一文中，這是我最喜歡的一篇。）愛，能夠醫治一切的傷痛，但願藉著這本書，我能讓更多的人看到許多微小卻努力的愛。

寫這篇序文，讓我想到一句話；也就是莊子說的「小年不知大年」。總會覺得，一個二十一歲的人，有什麼了不起的生活經驗或是智慧能夠在此高談闊論？再加上自己又不是這方面的專家，回頭看稿時，常帶著不少的心虛外加極大的不自在。繼續寫下去的理由很簡單，就是想要有一本沒有什麼專有名詞，但可以讓人很容易了解「身旁患有躁鬱症的朋友或家人」的書。我剛生病時，我自己都不了解自己，我爸媽當然更不可能了解我；加上對精神疾病本身的排斥，還有心裡許許多多的不接受及抗拒，這段過程真的讓心靈疲累而辛苦。

但願這本書真的能夠帶來幫助。

我的狀況在二〇一〇年四月得到穩定。很幸運地，我開始了一個全新的生命。當然，我得到醫治的過程，或許對許多人而言，像個神話，像個神蹟。（對我而言，這絕對是上帝給我最大的祝福與醫治。）我的身體偶爾還會有些許的起伏，但這些起伏不會嚴重到需要醫生幫我再增強藥物。我終於可以有穩定的睡眠，每天早晨起來，我有著比一般人更喜悅與感恩的心；因為我知道能擁有一個「正常的」睡眠，並不是那麼的理所當然。我總算逃離了過去每晚必須面對的殺戮與血腥，不需要連在睡夢中都驚懼害怕。儘管有時我還是必須服用安眠藥，但是，能夠一覺到天明，對我而言，已經是最大的幸福。

過去，我是在黑暗中，緊握著微弱的燭光渴望得到溫暖；現在，或許偶爾會被陰影遮蓋，但我卻是在陽光中行走。

最近，我開始找到一些過去對數字的敏感度。原本不抱期待會恢復的數理能力，在二〇一〇年底慢慢地進步，這樣的進步也很明顯地反映在與演算有關的大學學科的成績單上；這讓我得到很大的安慰，甚至在看到期末考考卷分數時感動到流淚。對於這一切，除了感激與滿足，我已經不知道該怎麼表達我心中的喜悅與感動。過去，我不懂得珍惜我所擁有的：現在，我才知道，這樣的生命，是蒙受多麼大的祝福。

我總算覺得，活著，也可以是件令人期待的事。我總算發現，明天，原來也可以擁有盼望。

最後，誠摯地希望，這些不成熟的文字與一個真實的故事，也能讓你們看到遠方的彩虹。

CHAPTER 1

十九歲少女的躁鬱日記

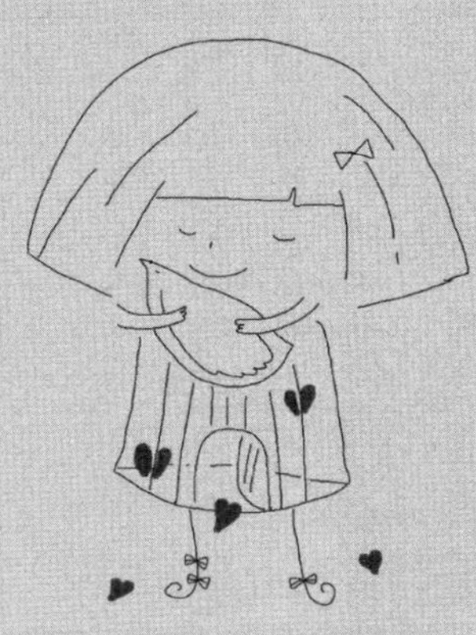

這不是我第一次看精神科醫師，而我也清楚這絕對不會是最後一次。

當你的家庭成員中有個精神病患者時，醫院就勢必會成為你們家庭的一部分；但更特別的是，「它」比任何一種疾病都更容易成為整個家族中的禁忌話題……

一定會有很多人想問，是不是我的家庭不夠美滿？不！剛好相反，我們家人間的感情緊密到令人羨慕，儘管到了我這個年齡，我們也都還會互相擁抱；那麼，是不是我在學校的壓力過大，和同學們相處不良？哈哈！那我只能說你們大錯特錯了！我一直是同學眼中的開心果，是老師們相當疼愛的學生。從求學開始，幾乎每個處室、辦公事的老師都認識我，就連校長要退休了，我都還成為學生代表上台獻花。我在升學的道路上一路順遂，就跟我所有的家人一樣。對我們這個家族而言，沒有讀到第一志願似乎反而是件怪事。

課業壓力過大？天哪！別傻了！我熱愛讀書，我喜歡閱讀！如果可以的話，我甚至想把書都吞了！

那，為什麼我要先說這些？我只是想告訴你們，沒有任何一個地方出了差錯，也沒有任何一個人做錯了什麼。

但我還是得了躁鬱症。

之一

現在，二〇〇九年夏，我十九歲，大學二年級。

從我發病以來，只要學校放假我南下回家，我爸媽都要求我和他們睡在一塊；他們似乎覺得這樣比較有安全感，畢竟我以前的不良紀錄實在太多。像是突然地大哭、無預警地暴怒、一個人拿剪刀或美工刀自殘……諸如此類的。

事實上我討厭他們這樣幾乎二十四小時地盯著我，我想回我自己的房間，一個專屬於我的世界。特別是到了夜晚，黑暗的寧靜總能讓我的思緒更加清晰。儘管醫生開了安眠藥給我，我仍可以趁父母都入睡後偷溜出房門，做一切當下我想去做的事情。

我可以明顯地感受到此刻我的情緒極度不穩定，我想放聲大叫，但此時已過子夜；我想拿刀狠狠地在左手臂上再烙一個印子，但我不想為明天早上的「關心」多做解釋。可我必須發洩，而且是馬上，現在我唯一剩下的就只有筆和日記，於是我決定把「他們」全寫下來。

日記已經有整整一個月沒碰了，希望我們之間不會有過多的隔閡……

親愛的日記

剛剛在床上翻來覆去也睡不著，反倒是一堆惱人的東西不斷撞擊我的腦袋。我突然感覺到一股強烈的背叛訊息——我的輔導老師，她這幾個星期一通電話都沒打來，就跟其他人一樣，是個騙子！我知道我的憤怒是出於我對她的在乎而產生的難過，因為她是唯一一個我覺得真的有用心在傾聽我、陪伴我的人。

我猜學校諮輔組應該是想把她換掉吧！換一個新進的「諮商師」來給我「專業」的協助！至少他們在學期快結束前是用「討論」的方式跟我說的。該死，我真的覺得自己活像個超級大人球！最初我求助於諮輔組，他們給了我一個實習諮商師，結果沒有多久她就說要考試不能接我的案子了，甚至連她的督導都不想管我。於是他們把我安排給一個輔導老師，並由她協助我和另一個諮商師預約，而我必須說，這個諮商師給我的感覺糟透了！每次當我講話時，你就看到她不停地攪拌她杯子裡的咖啡；當你幾乎快崩潰大哭時，她只是喝了口咖啡，然後說了一句：「嗯？」（而這甚至不是個句子！）

於是下次，我跟我的輔導老師說，我不需要諮商。

我自己偷偷在學校的網路上預約了另一位諮商師，因為我有個室友曾經跟她接觸過，她說她是個好老師。當預約時間到時，我站在諮輔組的門口，看到她把我的檔案丟到一旁說：「這個案子我不接」，然後就叫專員來說些什麼老師怎樣怎樣的官方說法把我拒於門外。

她甚至連抬頭看我一眼都沒有！

我之後一直持續每星期和輔導老師會談至少一小時，我喜歡她，我認為她是我從高中以來碰過最好的老師，也比我曾碰過的任何一個諮商師都好；儘管我一直跟她說我不想她被換掉，我不想再跟另一個人重新建立互信的感覺，但我知道這只是我的空想。程序終究是程序，到頭來我想我還是得習慣於接受吧！

我實在想不透這些死的程序為什麼不能讓人去活用它；高中時，我當輔導股長，一個同學兩、三天沒來上學了，我打電話給她，她一直不停地哭。我勸了她好久，總算讓她答應來學校的輔導室，我也答應陪她，並且保密不讓其他同學知道。結果到了輔導室，老師卻說是一對一會談，要求我離開。我看到我同學眼神中流露出無助，並聽到她苦苦哀求老師讓我留下……但我最終還是被趕出門外，直到她兩眼紅腫地走出來對我說：「這真是爛透了！」

當一個人需要依靠時你卻把它剝奪，這究竟算什麼？幫助嗎？我真的不知道，但我知道我的同學在那之後幾天都沒來上學。

我不知道現在是凌晨幾點了，我也知道幾個小時前我才剛看完醫生裝作一副無所謂的樣子走出診所，但我現在真的突然有好多話想對他說……就這方面而言，我也覺得非常可笑——我寧可去向一個陌生人求助，而勝於對自己的父母開口！

今天早上一起來我就吵著、要求我的父母帶我去看精神科，儘管我手邊還有兩個星期的藥（因為這個週末我會北上去看表演），我仍和我媽爭執，並讓她打了電話去詢問醫生。我們說了一個是事實，也是最簡單的理由——睡不著覺，醫生就同意我再過去看看了。

我想我的火氣從昨晚一直延燒到現在，我對我媽大吼，我無視於我父母異樣的眼光；「我整晚沒睡，我有權生氣」，我這麼想著。「冷靜下來，你會把他們嚇壞」，角落一絲微弱的聲音說著。

我努力地壓抑，努力地不吭一聲；但當我走過電視機旁邊時，我發誓，我真的想把它給砸了！

爸爸開車前往診所的路程顯得漫長，我知道這是我的心理作用；我不停地看錶，彷彿希望它能告訴我還有多久能夠抵達一般。你知道嗎？當我踏進診所的那一刻時，一切真是太棒了！你知道等下那裡會有一個人專心傾聽你的一切，你知道這裡沒有任何一個人會把你當成怪胎，不會有人罵你是神經病時，這感覺真是比待在其他地方好得太多了！

大概等了一個小時吧！或者更久，畢竟我並沒有預約，不過總算等到護士叫到我的名字了！

親愛的日記

今天看診前我和我媽在醫院裡吵了一架，我非常堅持我要自己一個人進去診療室，否則我寧可自己一個人留在台北看病。她很生氣，問我有什麼事是不可以跟爸媽說的？（我心想，多著咧，難道你以前也什麼事都跟外公外婆說嗎？）最後是我爸在車子裡看到了，下車制止我們；而我，總算能一個人進去看我的病情，一種只能用描述開藥診斷的疾病。

「睡不好嗎？」他問，而我笑了。

「那顆安眠藥對我一點用也沒有！剛開始還會頭暈，現在連頭痛的感覺都沒有啦！我一直都在裝睡，等我爸媽睡著，我就跑回自己的房間……每到夜晚我的思緒就非常清楚，我根本知道自己為什麼睡不著，因為是『我』讓我自己睡不著！我喜歡思考，但它們多半都是不愉快、甚至是悲傷的回憶！於是你愈來愈憤怒，但是它們仍然不會停止地繼續撞擊你的腦袋，然後，我想到了我的輔導老師……」我嚥了一下口水，「她說她會打給我，可是她沒有……」

「你知道嗎？」我抬頭，觀察對面這個和我父母年紀差不多大的男人。「我信任她……」

「你最近都那麼激動嗎？」醫生問。

「我一直都『這麼』激動，但我一直壓抑著。我看書看到一半會想撕了它，儘管那是我最喜歡的小說之一。我愛惜我每一本書，但我現在會把它們狠狠地丟出去；我媽摸我，我開始罵人……但我還是努力在當一個『正常人』。我不想去補習，但我還是去了，而那也是我逃避的另一種方式……」

「他們希望我是『正常』的，但我真的是嗎……」

多了一劑安眠藥和情緒穩定的藥品，還有一個聽眾真的不錯。特別是當「聽眾」要求我三日後必須再來時，我簡直是充滿了期待。

親愛的小日記，你知道嗎？我媽在幫我拿藥時簡直氣炸了！「愈吃愈多藥，這就是你想要的？」我媽對我大吼，邊拿面紙拭淚……

但我能做些什麼呢？

一、對我爸媽說謊，我已經完全好了、完全「正常」了，然後讓醫生誤診，把我變成真正的「瘋子」！

二、對父母說實話，我媽崩潰，我爸心力憔悴，我變成千古罪人。最後只好我抱抱他們，說我愛他們，然後自殺，掰掰！

三、還是像現在這樣，都只有一半真實，但是至少，還有個家……

父母都曾教過我們成長過程中要克服的一切，但誰教過我要怎麼去面對躁鬱症？

我對醫生微微一笑，然後坐在我再熟悉不過的椅子上。對於我所釋出的善意，他也以微笑作為回答。

「情緒有比較穩定了？」他問話向來都這樣慢條斯理的，而我也已經習慣。

「嗯。」我說，「但『它們』還是一直衝到我的腦中，我無法停止思考，就算吃了安眠藥也是一樣。」我笑著，看著他，然後繼續：「我把那些藥都一起吞了也沒用。」

「兩種安眠藥你都一起吞了？」醫生似乎嚇了一跳。

「是啊，不然我怎麼睡呢？你新開的那顆藥我以前在台北看診時就吃過了，一星期就沒效了。我以前的醫生都必須一、兩個星期替我換一種安眠藥。」說到這裡，我真的不知道打哪來的驕傲突然從心中竄起，我甚至不懂自己為什麼要用這樣的語氣，一種開玩笑的方式，和自己的主治醫生闡述病情。

「你每次的抱怨，都會攻擊別人嗎？」

「我不會攻擊人，我從不『罵』他們，我是看事情……」

「但這具有攻擊性？」

「你有一個年紀跟我差不多大的小孩，對吧？」我問，從進診療室後第一次抬起頭來看他，並且停止玩弄手指。

「跟你一樣大。」他說，點了點頭，始終保持微笑。

「那你真的知道她在想什麼嗎？」我稍作停頓。「或許許多令我們不開心的理由很蠢、很單純、很微小……」我抬起頭，更靠近了他一些，注視著他的雙眼。「我爸媽現在會責怪我、問我：『有什麼事是不能跟父母說的？』但你知道嗎？事實上，我們都曾想和父母說過。當你還小時，你會喜歡模仿給大人們看，但他們上班很忙，下班要做家事很累，於是被拒絕一、兩次以後，你就不會想再表演給大人們看了。求學期間我們會有疑惑，朋友間會有爭吵，你爸媽從前總會說要把學校發生的事情跟他們說；但當你想說時，他們可能正忙著洗衣服、煮飯，甚至是累癱了倒在那裡休息。這個時候你覺得你終於有機會開口了，但他們會叫你改天再說。所以呢，我們學會了互相諒解，也學會了不再對父母傾訴。」我略微停頓，重新再看了一遍我的醫生。「你曾說過你的小孩不太理你，很可能就是你曾忽略了他一個『愚蠢』的舉動。」

「你從小就很容易覺得爸媽是神，接著是老師，然後是同學及朋友。這些都取決於信任，不是嗎？或許在你們眼裡我們的想法跟舉止真的是蠢炸了，但我們都只是青少年，都曾經只是個小孩；我們不過就是渴望關心！而且，你們不也都是這麼成長過來的嗎？」我語氣應該很激動，但我沒有，反而是異常地平靜。「這並不公平。」

我的醫生看著我，緩緩地跟我說：「你說的沒錯，我們都是這樣成長過來的；但我也知道你的媽媽非常地愛你。」

「我知道他們很愛我。」我說，努力克制不讓自己的淚水滑下。「但我也知道他們不想有個有躁鬱症的女兒！」

「你從小到大有想自殺過嗎？念頭再輕微也可以。」我問。

他笑了笑，聳聳肩說：「我貪生怕死。」

「嗯，好吧！想跟去做其實並不一樣，當你克服對死亡的恐懼後，你就不會怕死；當你開始去想你要用哪種方式自殺並且計畫時，你就真的會去做。」我笑了一下，「我們這個時代的人或多或少都曾經想自殺過，只是這種想法強不強烈罷了。好啦！至少我認識的人，大部分都曾想過。」

「那我想我回去得好好跟我女兒聊個天。」醫生微笑。

「她不會跟你說的。」我也笑了，「特別是當她老爸還是個精神科醫生。」

我們一起走出診療室，他把病歷遞給了護士，而我在跟他道別時說了最後一句話：「你知道你也只和我爸差一歲嗎？」

我真的不知道為什麼我會突然冒出這句話。

親愛的日記

我最忠實的朋友啊，你知道嗎？今天補習一下課，我很不爭氣地打電話去學校找輔導老師。電話是她接的，我幾乎是一開口就指責她為什麼沒打電話給我，你們是不是要把我換給其他諮商師之類的。她問我是不是很不想換，我說是；而且我也真的累了一再重複病因、症狀等種種廢話。但我知道她終究會被換掉，她最多只能再陪我一個暑假，因為這就是體制……她問我會不會接受另一個諮商師，我說我會，但我相信我不會再那麼信任那個新的諮商師，我只是接受罷了！

我覺得我活像個笨蛋！

對不起，但我真的想休息一下了，讓我一個人靜一靜吧！

「我最近的脾氣很暴躁。」我說，「但我不會表現出來給他們看，他們……我會表現出來我想表現出來的樣子：每個人都有很多張面具，不是嗎？你在你朋友的面前有你應有的面具，他們希望你是個開心果，所以你就把自己封閉，只寫些笑話在網誌上逗人發笑。然後，那才是他們認識的『我』。在家裡，他們不願看到我『不正常』，那你就更應該表現得比其他兄弟姊妹更懂事……每個人都有自己不同的面具，但你知道嗎？壓抑那些我無法控制的情緒，真的好痛苦……」

「我想你說的應該是不同的角色扮演。」輔導老師說。

「可是你不像我！不像我會突然想去殺了我哥、殺了我自己！你不會去寫你『自己』喪禮的賓客名單！」我說，「你是老師，你必須表現出專業的樣子，但你可以控制你自己！」

「我一直都知道大家比較疼我哥，儘管他們不說，我也可以從他們眼神中看出來；儘管他們在物質上給我們同等的愛，但我還是看得出來……你知道嗎？這些都不要緊，因為我知道人的心本來就是偏的。我哥哥是長孫，他本來就會得到比較多的關注……但是有天，在我好小好小的時候，我爸走進我的房間，問我，哥哥會不會覺得爸爸只和我玩，所以比較偏心疼我？於是我爸叫我『親自』去跟我哥說：『爸爸其實比較疼他，只是男生女生表達的方式不一樣……』雖然我早就知道了，但你知道嗎？在我聽到我爸親口講出來的時候，我的心都要碎了……」

「你恨他們嗎？」她問，她說她光用聽的就覺得好難過。

「老師，你有寫過遺書嗎？」我問，但我猜她一定沒有，所以我繼續往下講。

「寫遺書，會讓你學會寬容，因為你會想到每件他們特別為你而做的事。」

「然後你會重新再愛他們一次，但是卻又自私地道別。」我笑著回答。

「你最近還有自殺的念頭嗎？」她問，而我猜她正動筆做記錄。

「晚上我睡不著的時候，我會去寫日記或讀《聖經》。」我習慣用我的方式回答，而她也已經習慣我的回答方式。

「讀《聖經》能讓你平靜嗎？」

「我試圖尋找這份平靜，我想像自己是名教徒，但我顯然什麼都沒找著。」我微微地笑了一下。「所以我把賓客名單列好了，在後面加上了他們的手機，如果真的有什麼事，我爸媽應該很容易找到他們。」

「不過呢……」我停了一會，「我不會讓他們在告別式上哭著說沒見到我最後一面，我會一個一個去找他們吃飯，聊天，然後愉快地一一道別，我想留下的是美好的回憶……」我喃喃自語。

「你現在還有自殺的念頭嗎？」老師又再問了一次。

「沒有。」我說，斬釘截鐵。

「但我們曾經談過信任問題，你對我又有多信任呢？」

我笑了，笑得很開心。

「至少是我從高中所有諮商師和輔導老師裡最好的一個了！」

親愛的日記

能有一個人專心聽你講話真的很好，不過我似乎總有說不完的長篇大論；不管看診時間或諮商時間有多長，我永遠都覺得不夠用……我知道我很幸福，但我也真的活得好痛苦，真矛盾，不是嗎？

我有一個死黨的妹妹跟我說她想自殺，她的家人和醫生甚至懷疑她有憂鬱症，但我知道她不是，我就是知道……那是一種感覺，你知道嗎？其實躁鬱症在發作時，或多或少，不管是躁症還是鬱症，在「它」發作時，我們真的知道的，至少我知道……

她妹妹只有國中二年級，這幾天她連續打了幾通超過一個小時的電話給我，而我知道我現在已經成為她少數幾個信任的對象之一，甚至也很可能成為她目前情緒上唯一的依靠。我認識她超過七年，我把她當成自己的妹妹一般地疼愛。她跟我抱怨她的爸媽對她漠不關心、抱怨同學老是煩她、抱怨朋友嫌她想法極端、抱怨老師不知道為什麼總愛找她麻煩（我猜是她成績不好而產生的偏見，在學校常常發生……）她說了好多好多，而我也努力當個好聽眾。我想起我也曾是國中生，我想著我也曾經歷國二要升上國三……

「你不在乎你成績不好，」我說，「但是你在乎你的姊姊們都比你優秀……」

我聽到一聲微弱的肯定……

親愛的日記，你還記得我國中考基測的時候嗎？第一次基測，我就這麼蠢的每一科都只錯一題，結果分數被扣最重。第一階段申請不上第一志願，我整天哭整天哭，但爸媽跟老師都沒罵過我什麼，甚至一直安慰我等分發就可以上了。但不知怎麼的，我一直想到了我的哥哥。

我甚至想到了我還得做整個家族中其他弟弟妹妹的典範……

「你有宗教信仰嗎？」我問我的精神科醫生。

「沒有。」他仍舊笑笑的，眼神就像是個慈父憐憫著一個孩童一般，這讓我想起了米開朗基羅著名的「聖母慟子像」裡，聖母柔和的雙眼。

「我以為你信基督教！」我說，我真的是挺驚訝的！

「《聖經》有翻過幾頁啦！」他顯然也覺得我的反應滿好笑的。

「我也沒有信教。」我笑了一下，「但我喜歡看《聖經》。」

「為什麼呢？」他問。而在這之前不知道已經有多少人問過我同樣的問題了。

「我什麼書都看，我小時候也看佛洛伊德，但他們都把我當成怪胎……」我還沒來得及說下去，醫生倒是搶先說了一句：「那是早期的研究。」然後他點一下頭，換我繼續說下去：「那本書我也看過。」我指著他身後書櫃裡一本余秋雨的著作，「我什麼書都看。」

「好看嗎？你喜不喜歡他？」

「還好……」我說，遲疑了一會，我看著他的眼睛：「你不覺得不公平嗎？在我讀《可蘭經》的時候，有九成九的人會把我當成怪胎；但當我讀《聖經》時，大概只有四成的人會把我當成怪胎，而事實上這兩本書的差異根本不大，許多部分甚至幾乎可以說是重疊。」

「《可蘭經》的內容跟《聖經》差不多？」他，充滿好奇地看著我，讓我突然覺得有點想笑。

「《可蘭經》承認耶穌是先知，不過穆罕默德則是最後一位先知……伊斯蘭教並不可怕，美國攻打他們，要求他們的婦女必須掀開面紗讓他們檢查，那才真的令人覺得可怕。一種對文化的不了解所產生的戰爭才可怕……而這些對他們是不公平的，不只百姓，也包括那些軍人。」我停止玩弄我的手指，目光卻仍在我的指間裡打轉。「麥可．傑克森去世的時候也是一樣，媒體只會一直不斷地播出他把嬰兒抱出窗外的畫面、播出他整形失敗鼻子塌陷的畫面；但有誰去好好介紹他是目前全球捐款給慈善機構最多的藝人？有誰去說他成立了多少基金會救助別人？有誰會去強調他曾經有過兩次諾貝爾和平獎的提名？……」我攤了攤手，「這個世界就是這樣！」我說。

親愛的日記

今天上台北，下午就可以去找輔導老師了，真令人期待！中午我特別在台北車站的周遭商家逛了一下，想說要買些什麼東西給老師吃。不過晃著晃著，竟然晃到了一家在賣埃及項鍊的商家。太陽神、伊西斯、奧西里斯、阿努比斯神都有。我一個人在那裡挑了好久，也選了一個守護愛情的女神要送給老師呢！（我想女生應該不會喜歡戴一隻聖甲蟲之類的在身上吧？）

我自己選了一個永恆之鑰，希望「祂」真的能夠為我帶來幸運囉！

在去搭捷運的路上碰巧經過一家蛋糕店，原本是走錯路繞到遠路，沒想到這回正好可以買個小蛋糕帶過去給老師吃。我挑了一個漂亮的草莓蛋糕，一路上小心翼翼地護送這個小東西回學校諮輔組。（都沒撞壞，真是太棒了！）

我把項鍊給了老師，解釋完項鍊代表的意思後，我揹著行李一頭鑽進一間個別諮商室開冷氣休息。

我真期待老師趕快進來！

「蛋糕好吃嗎？它有六種水果喔，還有布丁跟幕斯。」我很興奮地從沙發椅上跳起來問，我的輔導老師此時正開了門悄悄地走了進來。

「其實我不知道裡面有什麼水果耶，反正就滿滿的都是水果，謝謝你喔。」老師笑著說，「我是昨……前天打給你的吧？你說你最近情緒比較不穩定？」

「是『我』打給你的。」我糾正。（你讓我覺得我被拋棄，我心想。）

「對，是你打給我的，那你現在覺得怎麼樣呢？」

「藥可以壓抑我的情緒，但不能停止我思考。」我偷看她一眼，通常我們對談時我都會看著地板，那讓我感覺自在。「你知道我喜歡思考，而我最近在研究我的喪禮。」

「老師，你覺得你死後會變成什麼？」我問。

「靈魂飄出來吧？我不知道耶，沒想過。」她說，頭歪了一邊看著天花板。（其實你還不是也像個小孩子，我心想，只是沒有說出口。）

「我的意思是像進入永生、輪迴，掉到地獄、投胎之類的……」我重新詮釋了我的問題。

「我想可能就是一個靈魂吧，不過是在不同的空間。」她笑了笑。

「所以你認為是永生？」我說。

「也不是耶，說不上來，很重要嗎？」她問，看得出來她表情帶了些困惑。

「如果永生和投胎讓你選一個呢？你會想再當一次人嗎？或是大象什麼都好，你想要哪一個呢？」我又再重問了一次。

「可是投胎不一定會變成什麼呀！」

「高矮胖瘦、家庭、兄弟姊妹隨你選！」

「哪有那麼好的事啊？這樣全世界每個人都是俊男美女的天才囉！」她笑了。

「假設一切都很完美，這是前提，沒有前提的話，我的問題就沒有意義了。所以呢，這是前提，你會選哪個呢？」事實上我覺得我的問題不好笑，不過看到她笑了我還滿高興的。

「投胎吧！那你呢？」她說，很好奇我為什麼要這麼問。

「我寧可在地獄裡也不要再活一次，死一次就夠了！天哪！還有第二次！那乾脆讓我下地獄吧！」

「所以你還有自殺的念頭囉？」她問，而我心裡非常清楚這種問題沒有答好的結果——通知家長。

「目前還沒有，只是我在規畫我的喪禮而已。」我嚥了一下口水，「我已經把名單寫好，附上電話，我爸媽可以很容易找到他們。」

「宗教是留給『還活著的人』用的，」我繼續，「他們藉此平撫傷痛……就算我是自殺而死的，我相信牧師也不會在我的道別式上跟大家說我會下地獄。而且……為什麼要他來主持『我的喪禮』？我要我自己來主持，我親自主持！」

「你的意思是……？」我覺得我的輔導老師頭上問號愈來愈多了。

「我的意思是我會一個一個去和我名單裡的親朋好友出去吃個飯，單獨愉快地聊天，讓他們每個人都『愉快』地跟我道別。」

「你的意思是說你希望他們覺得你很快樂？」她問。

「不是。」我說，「我是要他們最後回想起來的我們，是快樂的。我不希望他們想到我們過去有過的爭吵，我希望他們最後想起我時是在笑，而不是懊悔當初應該在什麼事情上讓我，或是幫助我些什麼，我不要這樣。人與人之間難免有摩擦，我希望他們能忘掉這些……我一直被迫活在悲傷的世界裡，我的思緒不放過我，我該死的腦袋只能一直想到這些，而我希望他們不會像我一樣……」

「你不管在何種角色都試圖在體諒別人，但……」

「但有什麼用呢？」我打斷她的談話，而她選擇繼續傾聽。

「事實上我就是有躁鬱症，我就是有躁鬱症！但那不是我的錯！我從來沒有開口跟『躁鬱症』說：『來吧來吧！快傳染給我！』我並沒有這麼做過！我並沒有！但這整個星期我媽都在哭！她看到我就哭！你知道那種感覺嗎？你知道嗎？她煮飯的時候在哭、拿藥給我吃的時候在哭、抱著我睡覺的時候，我感覺到她身體在抽動，哭到整個眼睛都是腫的！你知道那種罪惡感嗎？你知道嗎？別跟我說你們都懂！你們沒有任何一個人懂！」我慢慢地調整我情緒，「我高二的時候，我爸跟我說：『你如果再繼續鬧下去，再不好起來，就是想把整個家毀了！』」我握緊了拳頭，「那時，沒有人知道那是憂鬱症發作，沒有人知道我生病，大家都以為我是升學考試壓力太大……」我咬了一下嘴唇，「我不知道為什麼我一直哭，我希望它停下來，但是我不能夠……眼淚一直不停地掉，一直一直地流下來，連你的枕頭都可以整個變成濕的……」我抬起頭來看著她，「不要跟我說你們會懂……如果你是我，你要怎麼辦？你是要說出實話讓你媽整個崩潰？還是說謊騙過所有人，除了你自己，然後讓你的家庭看起來完整一點？」

我根本就不期待她能給我什麼答覆。

「繼續談我的喪禮。」我口氣很快地又變得平靜。「儀式是留給『活人』的，所以我不需要牧師在台上長篇大論地佈道；我是說，像你一樣，沒有人知道死了以後的『未來』是什麼，那你還讓他們說這麼多廢話幹嘛？你說不定根本什麼也聽不見！」

「所以呢，我不用親朋好友一個一個來跟我道別，我知道我活著的時候很愛他們，他們也曾愛過我、關心過我，這樣就夠了！」我說。（我偷瞄了我輔導老師一眼，心裡想著你會不會『自願』出現在我的名單裡，而不只是例行性公事呢？）

「我會幫牧師寫好稿，」我說，「他只需要照著唸，上面會有我名單的名字，後面會有一段我想對他們說的話。」

「但他們還是會很傷心。」老師說，看著我。

「我小時候讀莊子，裡面有段話是這樣說的：『生死修短，豈能強求？予惡乎知悅生之非惑邪？予惡乎知惡死之非弱喪而不知歸者邪？予惡乎知夫死者不悔其始之蘄生乎？』所以，死了的人說不定也會懊悔他從前的求生啊，不是嗎？」我看著我的輔導老師，「我雖然死了，但我活在他們心中，這樣就夠了。」我突然想到一句話：只要還有人記得我們，我們就仍然活著。

「所以你今天會買蛋糕跟項鍊給我是……？」她問。

「純粹心血來潮啦！而且，我喜歡你，我沒有姊姊，我一直想要有個姊姊。」我對她笑了笑，發自內心地笑著。

「老師，你知道嗎？其實我很會蹺課。」我說。

「你是說上學期嗎？」她問。

「哈哈！當然不是上學期啊，大學大家幾乎都蹺過課，有什麼稀奇的，我大學反而算是蹺課少的咧，我都還有去上課呢！我是說國小、國中、甚至是高中我都蹺過課，可是我爸媽從來也不知道，也沒人覺得我是壞小孩。」我顯得有些許的得意。

「因為你成績好，老師喜歡你？」

「拜託，我國小成績爛炸了！我都裝病說要去保健室，然後等上課過十分鐘後就可以從保健室開溜了！」我笑了一下，繼續回憶我的國小時光。「我們學校那個時候在蓋新大樓，建築工地跟大門中間有個縫隙，大人進不去，我那時很瘦小，一下就鑽進去了。我常常一個人在那裡玩些鋼釘啊、零碎的鐵屑之類的。」

「之後大樓完工，我們在那裡上美術課。有次我在剪紙，一個女同學很調皮地用雙手矇住了我的眼睛。但是我對於這個作品很執著，於是我很生氣，用一種很低沉且帶命令的口氣叫她把手放下……她沒有放手，似乎也因為我的反應而生了氣，故意把手指合得更攏。於是我放下左手的紙張，把右手握著的剪刀張到最大……『有種你割啊！』她吼著，接下來是一連串的尖叫，我的雙眼瞬間得到釋放。我左手的手臂上已經被一片鮮紅覆蓋，我仔細地觀察我的傑作——又長又深的傷口不斷地在向我的敵人示威。老師叫兩個同學一左一右地把我抓去了保健室，我回頭看了她一眼，心裡想著，『哈哈，我贏了！』我停頓了一下，「我是不是從小就很變態？」我問，但沒等她答覆就繼續往下說。

「快放學的時候我突然害怕起來，我好怕我爸媽發現，我開始想各種受傷的理由，但怎麼樣都不合理。我到家的時候一直好緊張好擔心他們問我，不過他們沒發現，他們沒有注意到，當我發現他們完全沒看到時，我的心比手還痛上千倍萬倍。」我閉起了我的雙眼回憶：「即使到了現在也還是很痛。」

諮商已經過了好長一段時間，我也看得出來輔導老師一直在找機會想跟我談換諮商師這件事。

而我決定主動出擊。

「老師，我們來玩一個遊戲，你不是老師，而我也不是你的學生，我們唯一需要做的只是對彼此誠實，然後現在，我問你三個問題。」我說。

「我可以誠實，但是我也可以選擇不回答哦！」她笑笑地說。

「嗯，那第一個問題，你覺得我是個麻煩嗎？」我很認真地注意她雙眼的變化及她身上任何一個細微的動作。

「我從來不覺得你是個麻煩啊！沒有人會覺得你是個麻煩。」她說，我從她眼中看到明顯的憐惜。

「很多人覺得我是，就連我第一個精神科醫生也覺得我很難搞……而且我本來就不該是你的工作，你不是諮商師。接下我，你的工作量變大了，有的時候甚至得陪我去找我的科任老師溝通我的狀況，而你的行政工作也很忙，你在我們的談話過程中也曾說過你累了。」

「我是累了，因為我很專心在聽你說話，而且時間已經超過兩個小時了，這真的會累，但這不代表我認為你是個麻煩。」

我笑了出來：「其實你沒專心聽也沒關係啊，我只是需要有人讓我可以講，一個我信任的人；你甚至可以在那裡稍微睡一會兒。」

「可是我不想啊，所以我要專心聽你說。」她說，「而且我承認我現在腦袋一片混亂，等下要沉澱一下。」

「好，那這是第二個問題：你希望我被轉給另一個諮商師嗎？」我說，「是你，不是程序。」（我發現我自己手心冒汗，緊張得一直搓著掌心。）

「行政上我希望你轉，但我個人希望你準備好了以後再轉。」她說。

（「行政上你希望我轉！」我失望透了，整個心都涼了一截。我多希望她會說「我很希望我能夠陪你，但是因為這是規定所以沒有辦法。」）

我沒有多說什麼，也沒有表達出失落，還是掛著一張微笑的面具看著老師。

「第二題有一些小子題，所以接下來的這些也是第二題的喔！」我跟她笑了一下，她很想說我賴皮，我看得出來。（其實你也是小孩子，我在心裡偷笑了一下）我繼續說：「我知道我自己最後一定會被諮輔組轉走，你可以告訴我最晚我什麼時候要被換掉嗎？」（其實被換掉的不是我，換掉的是她，這點真令人難過，我根本不想要換別的諮商師，就算他們真的比較「專業」又怎樣？）

她叫了我的名字，跟我說：「你知道我最近在忙什麼嗎？我要考諮商師的考試，所以以後也可能不會待在這裡；諮輔組是希望你最慢開學就調，甚至是現在……」

（「她要考試？」我心想，「那我不就是一直都在占用她的時間？我是不是太自私了？她已經陪了我這麼久，我是不是不該再讓她為難？我是不是已經成為她的問題和麻煩？」）

「早晚都要換諮商師，那就現在換吧！」我把心一橫，裝作一副無所謂的樣子，心裡卻痛個半死。

「真的嗎？如果你還沒準備好，我……」她的話才講到一半就被我打住了。

「我沒關係，」我說，但我知道我一定會很想念她。（至少我還可做這麼一點事，對吧？）

「老師，最後一個問題，」我看著她，停頓了一下並上下打量了一會，「我在諮輔組的檔案裡，你到底都寫我寫些什麼啊？」

親愛的日記

我今天和我新的諮商師談了一下，她人不壞，但我就是無法喜歡她。

輔導老師說以前其他諮商師不接我的案子有很多原因，其中有項就是因為他們的諮商師倫理原則什麼的才不接的。我上網找到了這些規則，從頭到尾好好讀了一遍；我今天已經不想再吃安眠藥了，我愈看愈生氣，於是我提筆寫了封信給輔導老師，我沒有責怪她，但我不想再去接受諮商了……

而現在的我，正不爭氣地一直流淚……

我重複看了幾遍自己寫了整整兩頁的信，我把滿滿的文字和痛苦夾進筆記本最深沉的一頁；我知道，這封信是永遠不會送到她的手上了……

我仍然在學習著諒解，這是我從小就一直在學習的。

但不知怎麼地，心也會變得那麼沉那麼重……

不要笑我正在懦弱的哭泣，好嗎？

p.s.親愛的日記，我好愛你，只有你一直在我身邊陪伴我，晚安！

☆給我的輔導老師：

結束諮商後，我回寢室裡想了一想，我還是決定停止諮商。我想我已經厭倦了被當人球踢，而我也不打算再向另一個人暢所欲言。學校有學校的處理方法，我也有我自己的解決之道。所以，我想這一切的混亂都該停止了。

謝謝你陪了我這麼長的一段時間而沒有把我丟棄，我也不會怪你要把我轉給另一個諮商師，我知道這些都只是諮輔組的行政程序；但是我實在不想讓「她」出現在我的日記裡，就讓我用記憶中你留下的軌跡去填補那片令人痛心的空白吧！

然後呀，八月一日、二日兩天，你考試要加油哦！我很期待你成為一個很棒的心理諮商師！可以的話，我當然會很希望給你帶，雖然我從來就沒把你當過是一個老師，哈哈！

對了，以後可不可以讓你幫我寫一篇對於帶我這半年的感想啊？我真的很想知道你到底都是怎麼想我的耶！不過這些考完再寫就可以了，嘻嘻！

哦，你放心，沒有諮商死不了人的啦！最多就只是我會變得自閉一點而已；有人說我那樣看起來超凶，一點都不像我，事實上只是他們從來沒有真正地認識過我罷了！或者是說，他們根本不習慣看到我「不笑」的樣子。

最後啊，老師你不愛讀教科書，但我可是超級愛亂看書的。所以《諮商倫理守則》我讀完了，然後我真的超想罵除了你以外所有把我當球踢的老師「們」。《聖經》上說：「叩門的，你就給他開門。」他們全部都把我拒於門外！順便幫你複習一下倫理守則好了：

1.2. 認識倫理守則：諮商師……應謹言慎行→所以不能在我的面前丟我的案子。

1.4. 與服務機構合作：服務於學校的諮商師……應表現出高度的合作精神→邊聽我講話邊喝咖啡？

唉，算了，我真的不想再說了，看了我自己都心好痛。你整篇看完再回頭看你替他們解釋的「專業」、「倫理守則」、「諮商師的堅持」，我真的超想罵人的！（我把他們做的跟倫理守則不合的都畫起來，弄到最後我看到裡面關於轉介跟遺棄時，我真的都不知道要說什麼了……）

愈寫愈草，真的很抱歉，一方面是我手真的很痠，因為我剛剛也寫了些東西；另一方面是室友都睡了，我不能開燈去找我的立可白，你讀我這封信眼睛看起來應該滿花的吧？

仇恨跟諒解，我想我還是選擇後者；但我原本說我在學校諮輔組裡面很自在這句話，隨著你的離開而煙消雲散了。

那不是我熟悉的地方，我熟悉的，是黑暗中陪伴我的闇影，那才是我該去的地方。

還有啊，雖然這句話很噁心，但是我真的很喜歡你。我真的一度以為我有一個姊姊。有姊姊的感覺真好，哥哥從小就只會跟你搶玩具！

p.s.後面有我的msn，你說我畢業就會加我好友的喔，不可以賴皮。

關於學校的諮商輔導

我們學校的諮商輔導組分為輔導老師和諮商師兩個系統。輔導老師通常負責精障、身障的學生；諮商師則負責接個案，學生如果預約希望找人談話，就是由諮商師負責。我們學校有兩位專任諮商師和數位兼任諮商師，學生前來晤談時，除了找諮商師（無論專任或兼任）之外，還會有一位個案管理員一同協助。個案管理員是由兩位專任諮商師擔任，他會協助學生預約諮商師，並協助學生處理行政或生活上的問題，偶爾也會打電話關心學生，看看他們最近狀況好不好。兼任的諮商師可能一整個星期當中只在他負責的時段來學校，其他時間學生若有需要，都是找自己的個案管理員。

我第一次走進學校諮商輔導組時非常害怕，不知所措也不知道必須先在網路上預約，我以為直接進來就能得到立時的幫助。當時的我已經出現一些狀況，我很擔心自己是否會像高中時一樣終日情緒低落。內心深層的恐懼無法告訴任何人，於是我來到諮輔組希望得到協助。儘管當時有些諮商師明明就沒有個案，閒坐在位置上，但仍然沒有人願意接納我這個突然出現的學生，甚至連招呼一聲、問我有什麼問題都沒有。最後是一位實習的諮商師過來問我怎麼了，並幫我預約了日後的時段。

我必須說我諮商的過程非常不順利，一直無法有一段穩定的諮商關係，總是一天到晚在換人，而學校總是安撫我說因為「行政上必須……」之類的。我第一位諮商師因為是實習的，談話沒幾次她就必須去考試了，所以會談中止。這次並不能怪任何人，而且我也很感謝她，因為她的敏銳觀察協助我了解自己的問題，以及可能需要就醫。這時的我已經有一位個案管理員，而我必須說，他從來沒有管過我，我甚至到現在都還搞不清他叫什麼名字。我們從沒有講過一次話或見過一次面，而他也在之後離職。照理說應該由學校新聘的專任諮商師繼續當我的個案管理員，但我卻被丟給了輔導老師那邊，由輔導老師當我的個案管理員（當然，這一點大大不符合學校常掛在嘴邊的行政程序）。輔導老師幫我安排諮商師和我談話，但為時都不長；有些諮商師說我不需要諮商，也有的是直接把我的檔案丟下說不願意接我這個學生。總而言之我就像人球一樣被推來推去，到現在我都還不知道為什麼會這樣。（也就是前文提到的，此時我向輔導老師說明」自己不需要諮商」，但事實上是因為早已厭倦再被當人球踢了。）最後，我的個管（輔導老師）開始每星期和我談話一小時，這一小時並不能算是諮商，但卻是我第一次穩定的關係。

不久之後學校說要把我轉回諮商師那一邊，讓專任的諮商師當我的個管，這讓我非常不能接受，我並不希望再重新開始一段新的關係，況且過去幾個諮商師對我漠不關心，對我造成極大的傷害。但不管如何，學校的「行政程序」就是如此。我新的個管（新來的專任諮商師）安撫我，跟我說未來有任何事情就打來學校找他，他一定會盡力協助我，讓我不要擔心（當時學期結束，暑假正要開始）。

暑假，我的狀況並不是那麼的好。我唯一一次打電話去給我的個管，請求他的幫助，希望他能聽我講話。然而，他並沒有像他承諾的那樣幫助我，而是指責我不應該沒有先跟他說我要打電話過去。我們爭論了約半個小時，這讓我非常的不舒服且納悶：為什麼他寧願和我吵半個小時，卻不願靜下來聽我講十分鐘？當時的我哭得很厲害，難道我鬱症發作是可以預約的嗎？況且，如果真要講起來，打電話來「關心我」是他的「工作」項目之一！整個暑假他沒有給我任何一通電話，我唯一一次打給他的電話，也在我們的爭執中結束。想當然耳，之後我們要再重新建立關係就變得非常困難。

學校的諮商輔導系統並不常碰到真正有精神疾病的學生，這樣的推論很快地在某位諮商師口中得到證實。他們處理的大多是學生課業、感情或是交友、家庭等問題，或是協助學生認識自己。專任的諮商師根本完全不願意接我的案子（在我面前直接把我的資料丟到一旁的就是他，而諷刺的是，他卻是我同學介紹我去的，還說他非常有愛心且願意聆聽），兼任的諮商師對我也沒特別關心。我自傷後到保健室請護士擦藥，護士們對我的關心都遠高於那些諮商師對我的照顧。有次我跟一位兼任的諮商師這麼說時，他還說這並不能怪他們，因為那些護士「薪水比他們還高」，而且「不用去擔心明年有沒有聘書」。

我不打算評論這樣的態度是否正確，然而，有多少人因為他們這樣的態度而選擇放棄求助，我想這是永遠不得而知了。可笑的是，在我被轉介這麼多次之後，所有的諮商師都還在報告上寫我是「自己不願意前來諮商」，所以每位新接觸我的諮商師都問我為什麼輕易結束上一段關係？而當我要求依「倫理守則」調閱我自己的資料時，這些終日把諮商倫理守則掛在嘴巴上的諮商師，卻都將我的要求打了回票。這不禁讓我懷疑，那些最初願意諮商最後卻放棄的求助者，停止諮商的原因真如那些諮商師口中所說的那樣嗎？

我曾經很依賴諮商關係，但隨著一次一次地被傷害，我開始告訴自己，我也不過就只是他們的工作，而不會是他們的朋友。我問過一位諮商師，如果我不是你的個案，你還會理我嗎？當然，答案是否定的。雖然心裡早已經知道這

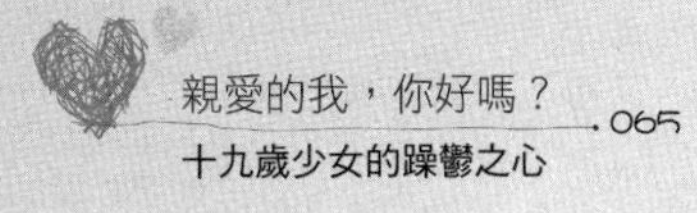

是事實，仍讓我非常難過。

高中，學校的輔導老師或許不是專業的諮商師，但我感覺到他們真的關心我。他們會牽起我的手、會拍我的背安慰我；他們會問我需不需要一起出去外面走走，會說：「老師請你喝飲料，我們去散步好嗎？」他們會帶我去校園的花圃，讓我蹲下來，教我怎麼把花草移植，跟我說，未來我要好好照顧它，負責它的生命，讓它健康長大。

諮商技巧，比不上真心的對待。或許諮商關係不該過於親密，但，至少把我當成一個人，尊重我。我有情感，有生命，有靈魂。就算不願意幫助我，也請不要傷害我。

真心希望曾經發生在我身上的經驗，不會再在任何一個求助者身上重演。

之二　二〇〇七年初，我十七歲，高中二年級。

二〇〇七年四月，學校輔導室及校方特約的精神科醫師把我的父母找來學校，建議他們陪我就醫。根據醫師及輔導老師在學校與我接觸的結果，初步診斷為「非典型憂鬱症」，而我父母則自行把我診斷為「高二升高三考試壓力過大」。在與我充分的「討論」過後，拒絕了我看病的要求，而我未滿十八，沒有監護人的點頭，我什麼也做不了。

二〇〇七年夏，我突然不藥而癒，沒有人知道為什麼，也沒有人去想是為什麼，甚至不會有人懷疑高三壓力不是更大嗎？那為什麼我會好了？

二〇〇七年，沒有人懷疑我可能根本不是憂鬱症，而是另一個我們完全陌生的名詞——「躁鬱症」的第一次短期發作。

親愛的日記

今天是二〇〇七年開始的第一天，所以我決定新買一本日記，因為這又是一個全新的開始。

不過真的很糟糕，這新年一開始就過得很不開心。昨晚，應該說是下午，我爸，他，跑來學校看我是不是有在讀書，結果剛好看到我跟同學在那裡聊天、在玩（好吧，我承認還有倒在她懷裡面哭泣）……我又不是整天都在學校打混，我把物理、化學、數學都寫完了耶！原本想說英文明天再讀就好了，結果把書放在學校，這下被禁足可好了……算了，不想說了。

我真的好討厭自己的存在，為什麼我會在無極中選擇這個世界？……我，好想離開，好想離開全部的一切……我再也不想看到這些擾人的俗事，為什麼連做我自己都會如此困難？我，好想隨風，好想飛，好想逃……最好再也感覺不到這所有的一切，最好連空洞也感覺不到……

昨天把《十五歲的遺書》看完，覺得跟自己的感覺好像。徬徨、無助、低落、恐慌……不也就是想要一個了解的人給予溫暖的擁抱嗎？所以，她的死亡，也不過就是如此罷了。太多人用愛的保護奪走了她的精神依靠。這種，或者說她的死亡，也不

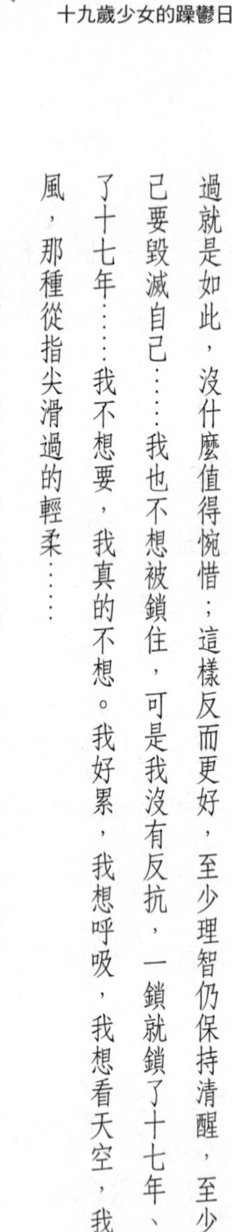

過就是如此，沒什麼值得惋惜；這樣反而更好，至少理智仍保持清醒，至少知道是自己要毀滅自己……我也不想被鎖住，可是我沒有反抗，一鎖就鎖了十七年、一綁就綁了十七年……我不想要，我真的不想。我好累，我想呼吸，我想看天空，我想觸摸微風，那種從指尖滑過的輕柔……

再說什麼也是枉然，不是嗎？所有的一切依然沒變……

委屈你了，一直在聽我說這些；但至少你還是我最忠實的朋友，不是嗎？

那……打個勾勾，繼續下去？

生與死有什麼差別，不過是另一個世界的永恆罷了。

我是一個喜歡飛翔的小孩，從小，我就把伊卡洛斯當作自己的信仰。我喜歡飛，我也從不覺得他很愚蠢，因為我認為太陽就是他的夢想、他的目標。為了尋夢而殞落，沒有什麼蠢不蠢的問題。

我常常站在操場中央的草地，閉起眼睛敞開雙臂，將每根手指間的縫隙都盡量撐到最大。我享受風吹拂過我臉頰的溫柔，感覺每個指尖急速流動的自由。然後我會躺下，躺在都市中少有的草地上，靜靜地仰望天空。南部的雲真的很像好吃的棉花糖，搭配上澄清的湛藍實在是漂亮極了。

突然間我望了一眼學校旁邊的大樓，不知怎地，一股念頭瞬間竄入我的腦中……

「要是我也能飛就好了。」我對自己說。「人生，至少也該自由一次。」

於是我為我短暫的生命寫下了自殺的方式——跳樓。

親愛的日記

我又來吵你了，你不要生氣啊……現在也就只剩你能聽我說話了……

一整天都讀不下書，在學校還好得多，不用想那麼多事……剛剛又哭了好久，現在心情好低落、好難受，但我真的不知道是怎麼回事，我就只是一直哭……我好想找個地方休息，就像那天獨自在操場中看天空的感覺……好空，可是好舒服，可能是因為終於又感覺到了自己的存在吧！又或者是說又感覺到了那種渺小……？愈來愈喜歡徐志摩那種「轉眼間忽又不在」的味道……可能這就是靈魂的顏色吧？誰又知道，又有誰能給我答案呢？

從那天過後我就再也無法控制自己的淚水，原本是流不出任何一滴眼淚的，沒想到一失守竟是接連幾星期的潰堤、傷痛……我真的壓抑太久嗎？明明是沒什麼了不起的小事，不是嗎？到底是為什麼……為什麼……？

我現在還有理智或理性嗎？我，還是一樣，覺得好靜，這顆心真的好靜，但是卻又離我好遠……看不到盡頭的那種距離……真的，愈來愈有不屬於自己的感覺……

眼睛好累，大概是哭得太久了吧？不能再去睡覺了，我簡直快變成豬了！今天幾乎整天都黏在床上，我想我應該是在逃避吧？而我也放縱我自己這麼逃避著！

我只是在找個感覺罷了，我自己靈魂的感覺，而不是天空……

像我這麼多話繼續煩你，我在想，再過不久我又得再去買本新的日記了！

我靜靜地躺在操場中央的草地，痴痴地望著那片離我很遠、不屬於我的天空。我心裡充滿了渴望，又帶著些許的失落……就在我還在迷戀當下的時刻，我一個同學走了過來，於是我開始偽裝。

「你在想什麼？」打破了沉默，她輕聲問著，注視著我那對迷戀天空的雙眼。

（「你以為你關心我嗎？」我心想，「其實你只不過是覺得我對你太好，如果你不關心我，你會良心不安罷了！」）

我連動都沒有動一下，包含一個眼神的答覆都沒有給她。我知道我看起來是多麼的憔悴，甚至連心跳的聲音都渺小到微不足道，呼吸的起伏對我彷彿是一種多餘的懲罰，但卻諷刺地成為唯一還能證明我仍然存在的證據。

或許這種沉默是令人難耐的，但我必須說，我真愛這種氣氛！而且我也不打算把這份寂靜打破。

如果所有空氣都是憂愁，那將會是多麼棒的一種享受啊！如果所有的人都跟我有一樣的感覺，是不是我就正常了，不會再被他們投以異樣的眼光呢？

「好遠……」我說。右手的食指猛地顫抖了一下，然後靜靜地，緩緩閉上了我的雙眼——那對黑得發亮的深邃，這也是我自畫像總愛畫眼睛的原因之一。

我想享受獨處的感覺，但我沒有趕她走的理由，畢竟她是出於善意接近我，而且操場也不是我的房間。

「去吃飯吧！」她說，但我沒有回應……

爸爸媽媽睡覺的時間總比我早，所以我很珍惜每個夜晚自己在房間獨處的時間。通常我會把這段時間拿來讀我最愛的歷史，除非明天考試的科目還沒有看完，我才會乖乖拿起教科書來寫。大部分的時候，我也會利用月光的柔和稍微撫平一下自己作祟的情緒，我真的不知道該怎麼形容這些古怪的東西，但他們真的很貪婪。

變態的是，我覺得我很享受在憂慮的氛圍當中，我真的也不知道我什麼時候變得這麼的可怕。

過了子夜，我知道只剩我一個人醒著，但事實上我還有另一個朋友，一個幻影。我沒有喪失我的理智，但我跟你說真的，我看到一個真實的自己坐在床邊，看著我算著我的高中物理。

我看著她，跟我一模一樣的她；我知道她一定不可能存在，但我還是看著她，我甚至想跟她說話。

她低著頭根本就完全不理我，拿起美工刀就往自己的手腕一劃……

「痛嗎？」我問，但是沒有人回答我。

一刀、兩刀、三刀……我根本不知道她已經割了幾刀……

我沒有替她止血，我靜靜地欣賞鮮血流出的感覺，我看著她，突然感到興奮……

我走進了浴室，我打開水龍頭，我在浴缸裡開始放起了熱水……

「把手放進來，這樣血比較不會凝固……」我說，看著她也跟著走了進來。

「舒服嗎？」我問。

還是沒有人給我答覆。

我被同學騙進了輔導室，而我什麼也不能抵抗地就強行被輔導老師留下。我狠狠地回頭瞪了我同學一眼，不是叫她安心，而是要告訴她：「這筆帳我記下了！」

輔導室的房間布置得挺舒適，裡面的氣氛讓人不自覺感覺祥和。冷氣是不必提了，一定有的。裡面有沙發、有個深褐色的大桌子、有很多可愛的抱枕，還有幾個小櫃子。我從來沒有來過這個地方，至少來過的人也不多吧，我猜。地板是用木頭鋪的，進去必須脫鞋。然後，桌上有一包面紙。（在我某次把面紙都哭完後，才發現原來後面的小櫃子裡裝的也全都是面紙。）

老師要我坐下，微笑著，說想跟我聊聊天。

我沒說話，我冷靜地打量我眼前的這個女人，我要知道她究竟想要什麼、她究竟已經知道了些什麼。那個背叛者猶大到底已經跟這個女人說了我多少事情，我還有多少可以隱藏，以及我到底還剩下多少籌碼？

我看過心理學的書，我看過佛洛伊德，我看過《夢的解析》，我看過一些群眾心理學。但是儘管如此，我仍感到一股強烈的威脅……

（「她會不會打電話給我的父母？」我猜想著。「但應該也不會有比這更糟的狀況了！」）

老師也在等著，也在打量她眼前的這個學生，我可以感覺得出來。她始終保持著親切，但我仍不想對她吐露隻字片語，儘管她的耐心看起來是如此無限。

「你現在在想什麼，可以告訴老師嗎？」老師笑著問，試著在彼此間建立信任。

「我什麼時候可以回去？」我的聲音很低沉，但穩定，甚至我該說，我回答時還帶著些壓抑的笑聲。

我一向很能隱藏自己。

唯一可惜的是，在我還未發現的時候，我已經被我自己的習慣給出賣了……

我右手的拇指正用指甲在我左手掌心裡狠狠地抓著……

儘管我試圖用我的左手掌心盡量掩蓋住我的罪刑，但卻已經被她看見了……

兩個人有個默契，這個時候最好保持緘默。

老師用沉默換取我對她的信任；我則用沉默保護自己，觀察她的下一步想要讓我怎麼繼續下去。

「老師，我沒事，我可以回去了嗎？我想上數學課。」我試探地詢問。

「我會幫你請公假……」她仍舊笑著，但這不是我想聽到的答案。

「我知道……我自己是輔導股長……但是我想上課。」我說，而且堅持。

「那我們就來聊一聊，快的話，下一節你就可以回去了。你有兩節課的，不是嗎？」她說，然後又對我笑了一下。（是不是所有的輔導老師都要這個樣子？你們都沒有傷心難過的時候嗎？你們不也是人嗎？為什麼你們總是能用微笑來掩飾自己？這樣真的就能代表專業嗎？）

我臣服了，告訴了她她想聽的；而我也在小小的房間裡放聲大哭。

☆給把我騙去輔導室的同學：

你不需要怎麼辦，是你們要把我關住的，你們為什麼要逼我？以為這樣對我比較好嗎？原本一切都好好的，什麼事都沒有的，現在讓我手持破壞的刃，是為了什麼？如果說我只會摧殘，只會毀掉所有，為什麼要讓我走出我的世界？打從第一步就是個錯誤，所有的一切都是錯誤！既然我只會傷害，那就把我鎖住。以前即是如此，從來就沒有人注意，為什麼現在我就不能拒絕你們的探詢？我需要時，你們把門關了；現在我把我自己的門關起來，你們卻又不願放我一馬。要我怎麼做才會滿意，到底要我怎樣？

怎麼做都是錯，就連不做也是種罪嗎？

究竟我施了多少力使你們如此不堪？

我是多麼渴望風，但風已不起；說我該有夢，我卻親手將之摧毀。一生約莫走過四分之一，什麼都不是。生存有什麼意義，不過是種罪過負擔。我神智清醒得很，一個夜晚能夠想的實在太多太多。

我，恨自己的存在，恨到極致！

認清自己的存在又有何用？悲哀！

親愛的日記

我的影子朋友又出現了，我把美工刀拿了出來。

「痛嗎？」我問。她不理我，靜靜地完成她手上的作品。

我哭了，但是也在大笑。「痛嗎？喔，不！真的好舒服！」我像個瘋子一樣大叫，但是我的神智是清醒的，我很理性地用刀一刀一刀割我的手臂，因為我知道那樣死不了人，而且還可以用衣服擋住。

「真的好舒服！」我邊割邊流眼淚。「你知道嗎？」我對我的影子說：「原來我還活著，還有鮮血可以流，還有東西可以證明我的存在！」我的影子仍然不理我，繼續著她的工作。

「我到哪一天會像你一樣割腕呢？」我問。「應該很舒服吧？我一點痛的感覺都沒有。」

我靜靜地欣賞我的傑作，經線緯線交織的鮮紅令人著迷。我沒有把血擦掉，我把手臂舉起，用力地吸了一口充滿血腥味的空氣；然後像噬血的野獸般，輕輕舔掉我手上溢出的鮮紅。

我再次去放了熱水，那是給一個我看得到但我心裡知道不存在的人用的；我開了水龍頭，這是洗淨我手臂上所有的罪孽用的。

我知道我未來還會再繼續割下去……

那個幻影，真的好真實，我甚至懷疑，有一天我會分不清彼此，然後真的拿刀朝我左手手腕狠狠地劃下去……

學校替我安排了一位特約精神科醫師，我真的不知道輔導老師都跟她說了什麼，總而言之我們就聊天，但我甚至已經忘了她的長相。或者說，我從來就不選擇記得。

當我真的在談我的感覺時，我總不習慣正視和我對談的人，我的頭永遠是低的，並且一直搓弄我的雙手。我懷疑我根本不想看到跟我對談的人長什麼樣子，又或者是，我很怕他們從我眼神中偷走我太多的祕密。

我常常聽人家說自殺的人在他做下去的那一刻就會後悔，所以我現在常常在想一個不讓我自己後悔的方式，像是跳樓，你根本沒有回頭的餘地。割腕要割直的而不是横的，這點我很清楚，我才不像那些蠢女孩什麼都不懂就傻傻地被救醒，但是相對的，我也怕我會對自己心軟而割得不夠深、不夠用力。跳海的話我又怕我會游泳，說不定還真的回頭是岸，那可有點麻煩。我不想上吊，會嚇到別人。所以我最終還是偏愛跳樓，於是我開始在幾個地方勘查地形，找個夠高的大樓並且不會有阻礙的地方跳下去，飛個一兩秒也好、體會一下完全自由的感覺。

總而言之，不知道怎麼地，某天上課上到一半，一個輔導室的工讀生突然跑到我的班上叫我去輔導室，我頓時覺得想找個地洞鑽進去。全班的異樣眼光開始朝我的位置投射，原本大家都不知道的！我心裡開始有點想咒罵老師，以飛快的速度衝進了輔導室的小房間裡，他們說老師在那裡等我。

一走進去，我當場就傻在那裡，那張桌子一邊坐著精神科醫師和我的輔導老師，另一邊則坐著我的爸爸媽媽。（「老師說她什麼都不會跟他們說的！至少她說要講也會先告訴我，可是她沒有！」我在心裡喊著，一種被背叛的感覺油然而生。）所有人都向我親切地招招手要我過來，但我感覺好像要走上斷頭台。

我相信我雙腳都是麻的，我相信我晚上回家一定有一堆話得跟爸媽好好解釋，我相信我以後再也不會相信這個輔導老師了。

（「他們到底跟我爸媽說了什麼？」我心想，「他們什麼都說了嗎？」）

我一直到兩年後才知道他們什麼都沒說得很清楚，他們甚至沒說我會自殘，沒說我想自殺，沒說我會看到幻影。

所以我爸媽沒帶我去看醫生，而我的黃金治療期也就這麼灰飛煙滅了。

之三

二〇〇八年十一月，害怕加上猶豫，我剛滿十九歲，剛上大學。

或許對很多人來說，走進輔導室不會是個夢魘，但對我而言的確是如此。如果你曾經被你的高中輔導室狠狠背叛，你還應該去相信你大學的輔導體系嗎？

但是，除此之外我還能向誰求助呢？我知道打電話給爸媽，他們也不會帶我去看醫生，因為高中時他們就已經拒絕過了。

我才剛升大一，我參加很多社團，在我還搞不清楚我到底為什麼有那麼多精力與體力的情況下，我得了躁鬱症。

於是我開始和我腦袋中的惡魔一起享受本該豐富的大學生活。

「我該進去嗎？」我自言自語。來到學校諮輔組的門前，我已經退縮又前進了好幾次。我看著門上玻璃的部分掛了窗簾，似乎給了求助者更多的隱私。我低頭看了一下學校開學發的傳單──「學生事務處諮商輔導組永遠歡迎您！」於是我用手握住了門的把手，卻怎麼也使不出力將門給打開。

「我真的需要談談，不然我真的會崩潰。」我跟我自己說著，然後閉上眼睛，用最快的速度把門打開走進這間我從來沒有來過的辦公室。

我一個人站在門邊，頭略微低下，眼神中帶著茫然。（「趕快離開吧！這裡沒有人能夠幫你，你還想要讓你父母再擔心一次嗎？」一個聲音在我耳邊不斷地嘮叨。「你需要好好談談，他們會有人願意陪你談談，你知道你需要有個人在那裡陪伴你、傾聽你的感覺。」另一個聲音說著。）我想在旁人的眼光中，我現在大概是在發呆，但其實我是在天人交戰。

大約過了半個世紀（至少我是這麼覺得），有個專員走到我的面前，帶著笑容問我：「同學，你有要找哪個老師嗎？還是你有什麼問題需要我們幫忙的？」（我自己就是最大的問題，我心想，但我並沒有說出口。）

「我想找人談談……誰都可以……」我說話的聲音顯得微弱，我什麼時候有這麼秀氣過，我自己竟然都不知道？

「可是我們這裡必須事先預約耶，我幫你做網路預約好不好？」她說，然後在一旁很快地準備用電腦登記。

「可不可以現在……不能現在嗎？我真的很需要找人談一談……我現在真的很需要……」我有點手足無措，「我真的需要，而且是現在……」我眼淚幾乎快要落下，淚水不停地在眼眶裡打轉……

留下姓名與學號，在離去關上門的剎那，我無助地大哭……

過了幾天才到我的「預約」時間，我的心幾乎已經涼了一半。

我的心理諮商師很年輕，她告訴我她後面還有一位心理諮商師會知道我的情況，那是她的督導，因為她現在還在實習。

我和她聊天，聊高中我曾經被懷疑過我有憂鬱症，我擔心此刻我的憂鬱症「正在」復發。

「我讀不下書，我用美工刀、鑰匙、剪刀，甚至是指甲割我自己的手臂，但我完全不會感到疼痛，甚至可以說是舒服極了。我真的覺得自己好像變態。」我哭了，而且我無法停止我的淚水，最近都是這樣，任何一件小事，就可以讓我的情緒沮喪到極點，哭到眼睛整個都腫的。「正常人不會像我這樣，對吧？誰會看到自己受傷，而且還是自己造成的，感到無比的興奮？」

我偷偷地看了我的諮商師一眼，我讀不出她眼神中想要傳達的話語。

她開始問我高中到底都發生了什麼事及我高中的情況。

一個小時的諮商很快就結束了。

我們開始談論死亡。

在這之前我們已經討論過我幾乎一整個月的失眠，但卻精力充沛這個問題。一個人想睡覺卻睡不著真的很痛苦，但有趣的是我之前一個月幾乎整天都賴在床上不想上學。然而現在即使我情緒依然亢奮、仍然活力十足，我的身體卻已經不堪負荷。我開始頭暈，我的身體開始對我發出聲聲的求助。

我知道她已經殘破不堪，但我真的沒有辦法去幫助她。

「你會自殺嗎？」我的諮商師問。我真搞不懂為什麼全世界的諮商師、輔導老師、精神科醫生都愛問這個問題，你們就沒有別的好問了嗎？而且就算我真的想死也不會傻傻地告訴你讓你阻止我吧？

「自殺是一種很自私的行為。」我說，「因為你會把全部的痛苦都留給還活著的人，而那些受傷愈深的，往往是愛你最深的人。這就是為什麼幾乎所有的宗教都說自殺會下地獄或不能進入永生之類的。所以，有了這些宗教信仰的規範，我們開始恐懼於自殺。」我停頓，「但我只相信我所相信的。」

「你的意思是……」她問。

「你知道東南亞地區有人崇拜自殺的神嗎？宗教是人所創立的，我不排斥任何一個宗教，我甚至接受每一個宗教，但我也相信人有權決定他的宗教信仰。如果真的有另一個世界存在的話，那麼信耶穌的就往天國，因為天國是他們的；相對的，信佛教的就去通往輪迴，因為這也是他們所認知的，沒有什麼是絕對的對或絕對的錯，就是這麼簡單。」我說，「所以如果還有人崇拜自殺的神祇的話，那麼我就不會下地獄。」

「但你說那很自私……」她說。

「是的，是很自私，但那是就感性上來說；相對的，如果就理性上而言，那對我是一種解脫呢？」我的火氣突然一路往上竄燒，我幾乎就要從椅子上跳起來狠狠地過去揮老師一拳，但我努力克制下來。「你們怎麼知道怎樣對我最好，連我自己都不知道了，你們憑什麼替我做決定！」我喘著，大聲地吼叫著。接下來我深深地吸了一口氣，反覆幾次調勻了自己的呼吸。

「我最近會突然變得很暴躁，對不起。」我說。

她叫了聲我的名字，然後淡淡地對我說：「我們都知道你有讀心理學方面的書，這種情緒一下悲傷一下興奮的循環，你覺得代表了什麼呢？」她停了下來，但我不想回答她這個問題。「你很聰明，但這次是否該讓我建議你去看個精神科醫生？」

諮商就在此刻結束，停得恰到好處。

晚上，回到寢室，確定室友都不可能看到我的電腦螢幕後，我緩緩地敲著鍵盤輸入了三個字──「躁鬱症」，然後點下了搜尋按鈕。

瀏覽了無數的網頁後，我好想放聲大哭，但我現在的情緒卻只想出去晃晃玩個痛快，我甚至無法讓我的心感覺傷悲！

我又再失眠了一晚，只是這次多了更多的沉重。

而我還是該死地完全哭不出來！

第一次在台北過年，哥哥準備陪我一起度過。

我們兩人見面的當下，我盡量保持鎮定，我努力不讓我自己最近愛哭的情緒影響到自己，但我發現我還是邊說邊流淚……

「不要跟爸爸媽媽講，他們不會帶我看醫生的。以前高中我就求過他們帶我去看醫生，可是他們也不肯，他們就怕會留下什麼紀錄之類的……但是我現在真的沒有辦法，我什麼都記不起來，我根本就無法讀書……」我不停地哭泣，倒在哥哥巨大的臂彎裡痛哭。「我真的沒有辦法，我不知道我為什麼會突然這樣，我真的不知道……我完全沒有辦法控制自己……」

我的哥哥沒有告訴我的父母，我也沒有選擇去找家醫院看個醫生，但我總算多了一個人可以陪我，而不是一個人靜靜地享受黑暗。

以前有人說躁鬱症的人是腦袋裡住了惡魔，我想真的是吧！隨心所欲也者，真的通通是騙人的，你感覺到的跟你想表達的根本不受控制。鬱症發生時不斷勾起你以往傷心的往事，不管那件事有多麼微小；而躁症，天哪！有時我真的覺得自己變成了超人，我什麼都敢，人家說什麼我都去，簡直就像不怕死的神風特攻隊！

我每天就這樣過著躁鬱輪流的循環，我甚至可以在短短幾分鐘又笑又哭，但我還是沒有意識到這可能代表事態嚴重。

我哥哥也沒有意識到他妹妹可能不是壓力過大，而是真的「完全控制不了！」而我還是天天手寫信寄回家，告訴我的爸媽我過得多麼快樂，我今天又做了什麼了不起的大事之類的。總之，我試圖讓一切看起來正常。至少我希望讓他們覺得我很正常不需要他們過度的擔心。

有時候，諒解也會害到你最深愛的人，包含自己，但我那時什麼也不知道。

「哥，我什麼都想不起來！昨天我明明全部都才寫過了，我甚至還教會了我的同學，而他們竟然寫得都比我還快！」計概期末考過後，我幾乎崩潰。「我真的沒辦法了，我該怎麼辦，我不敢讓媽媽知道，她一定會崩潰！」我哭著，不管路上行人投以多少異樣的眼光。「我幫你跟爸說。」我哥很冷靜地回答，他一向講話都是這樣。「你必須去看醫生。」

「可以只跟爸爸說，讓他別跟媽媽講嗎？你可不可以幫我打？」我哭求，而我哥很快地就答應了。

沒多久我就接到了我爸的電話，他說媽媽也有權知道我到底怎麼了。就像以前一樣，甚至比以前還慘，因為這次我的情況更為嚴重。

我跟他們說了我最近的情況，晚上，我第一次去看了精神科。

「快速循環型躁鬱症」，這是我看診後得到的答案。

「你沒有躁鬱症！你不會攻擊人！」我爸說。

「但是我會自殘，你們知道嘛！我不攻擊人，但我一直在用刀割自己！」我哭著、吼著。「你們不是想聽事實嗎？事實就是如此！」

誰希望自己的孩子有精神疾病？但有誰想過，為什麼我們已經得了精神疾病，卻還要承受家庭及社會如此龐大的壓力？

之四

二〇〇九年夏，現在，我仍然未滿二十歲。

我現在還在接受精神科的藥物治療，我睡覺仍然需要幾顆不同類型的安眠藥幫忙入睡。大學生活開始沒多久就發病，對我而言真的是難以接受，而我相信對我的父母也是。但，當你看到原本不會撥手機電話號碼的老人家打你的手機過來問你過得好不好時，你的眼淚真的會開始往下掉。每次我接到家中長輩的電話，心裡都不斷地覺得自己好不孝；每次我對我媽吼完，看到我媽在哭，我都覺得手足無措。當你看完醫生聽到你可能最近又要再加藥，你爸媽開始追問你又發生什麼事時，真的令人徬徨又反感，因為我們真的不知道我們自己怎麼了！但是我有辦法改變這一切嗎？我沒有。我曾經蹺家要自殺過，卻被同學發現而被她硬帶回她的宿舍。我的室友曾經在我旁邊吃藥自殺被我送急診救醒，只因她的憂鬱症發作。但是這些都不是我們的錯，你不能叫我們不要想就沒事，因為我們根本不能叫自己不要去想這些有的沒的。如果可以選擇，誰不想開開心心地過完自己最璀璨的大學生活？

我爸曾經罵我說，他就不是生長在我這個只會東想西想的時代，明明家庭已經那麼幸福了，為什麼我還在那裡無緣無故地哭泣？你知道嗎？當你鬱症發作時，你會覺得全世界都不要你了，甚至包含你的父母，即便他們表現得多麼關心。我第一次發病在高二，升高三時不知怎麼地就好了。在高三至大一還沒發病的那段期間，我可以很輕鬆地談論我以前的感覺而不會感到不適，那是因為我那時很「正常」。如果你想問我自殘的感覺，我只能說，當你想做的時候，那真的不會痛；但是平常你叫我拿刀子隨便在我手上劃一條血痕，我是絕對不敢的。我有幾個同學知道我有這方面的疾病，所以當我無法控制自己時，我知道我必須去找他們尋求協助，讓他們看緊我以免我突然想不開，但那都只是在想法沒有很強烈的情況下才行得通。有的時候我覺得自己像是行屍走肉，我覺得人生毫無意義，我甚至從以前就立定目標只想活到二十歲，而我現在還未滿二十。

我真的有做我喪禮的賓客名單，我真的很珍惜每一刻跟我摯愛的人相處的時光，因為我知道，不知道哪個時候，我可能控制不了自己就要和大家說再見！

你們可以對我們投以異樣的眼光，但我只希望告訴你，我們不是「自願」成為精神病患的。我曾經兩度向學校請假回高雄休息，一次兩星期，一次將近一個月。當我一度病發嚴重需要住院時，那些重症的精神病房如同監獄，把我媽嚇個半死，我也看到她眼光裡帶著偏見。那時候我就想著，你難道就不擔心有一天你女兒也必須被關在那裡面，成為當中的一份子嗎？為什麼就連你也不能接受他們呢？小時候我去我媽公司，大家都說我好可愛什麼的；這次我去我媽公司，只是靜靜地坐著玩電腦，就像所有的大學生跟高中生會做的事情一樣，他們卻在隔天就一直跟我媽說我看起來就是被嚇到，要去收驚什麼的。是這個社會不給我們希望，所以我們才會隱藏自己；我們是多麼渴望被關懷、渴望擁有希望，而你們甚至可能只需伸出雙手，就可以拉回一個垂死的生命。

我想要自殺的時候，就是因為我覺得全世界都推開了我，包含我的父母！

或許這篇躁鬱症日記真的有點零散，因為我必須承認，太多的部分我已經完全不記得了；而在發病的過程中，寫日記真的是一件痛苦的差事，因為我很難集中自己的注意力。我從一個愛看書的小孩變成愛撕書本的惡魔，再慢慢進步成看書五分鐘後必須走一走，到現在漸漸步入正常的生活。

但是我還是必須說，藥物只能控制情緒，卻不能阻止我們腦中的天馬行空，沒有達到穩定，你真的不知道你可能只是小小一個動作就足以奪走你最愛的人的生命。

你怎麼能保證你身邊沒有精神病患者呢？就像我身邊能有幾個人知道這個活潑外

向的大學新生是個難纏的躁鬱症患者？

我們沒有比較特別，而是你們比較幸運，所以黑暗沒有向你們招手，卻給了我們一個大大的擁抱。

如果你們感覺到周遭的人渴望傾聽，如果你有能力挽救一條生命，為什麼你們不肯撥出那短短的幾分鐘時間呢？多少後悔與遺憾說不定就永遠都不會發生，不是嗎？

謝謝所有曾經給我關懷、給我擁抱的朋友，是你們給了我微笑的感動。

謝謝所有在我哭泣時用肩膀接納我的夥伴，是你們讓我生命重燃希望。

謝謝我最好的搭檔，沒有你，我不知道除了家還有一個地方可以依靠。

謝謝所有曾經協助我的醫師、老師及諮商師，為我在黑暗中點了一盞明燈。

謝謝我摯愛的家人以及在天堂的爺爺，沒有你們，我永遠不懂什麼叫做愛！

CHAPTER 2

尊重——不要這樣看我，我跟你沒什麼不一樣！

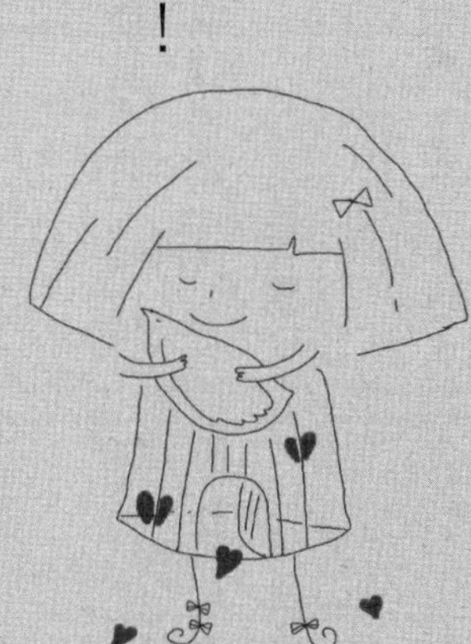

常聽到有人這麼說：「躁鬱症就是殺人，憂鬱症就是自殺。」我第一次看完精神科醫生，打電話給我爸爸邊哭邊跟他說：「爸爸，我有躁鬱症。」「你沒有躁鬱症！你不會攻擊別人！」我爸說，回答得既快速且強烈。「我不會攻擊別人，但是我會拿刀割傷自己，你知道嗎？我不會攻擊別人，但是我會攻擊我自己！」我哭得歇斯底里，非常脆弱而渴望安慰。周遭的一切是如此陌生而恐懼，更令人痛苦萬分的是，我無法在那個當下得到家人的關懷以及朋友們的傾聽，因為我甚至無法對他們開口說：「我是一個躁鬱症患者。」我根本不敢想像他們會用什麼眼光來看我。一個精神疾病患者？離他遠一點！小心！

我是一個快速循環型的躁鬱症患者，我情緒起伏快到可以在一個小時前興奮地瘋狂購物，想法思緒天馬行空，覺得世界一片美好光明；下一刻突然充滿恐懼，沒有朋友，被家人遺棄（儘管事實並非如此），未來、周遭一片黑暗，唯一有動力想做的，只有各種不同的自殺手法及流不盡的淚水。但我必須說——我從來沒有攻擊過任何一個人，也沒有傷害過任何一個人。我像一般「正常」的人一樣，甚至更為膽小；當一隻蟑螂迅速從我眼前出現時，我也只會大叫並快速逃離現場。我很善良，當我種的花草枯萎時，我會傷心落淚，我會寫寫日記、短詩去懷念它們；當我走在街頭，看到老人家行動不便，我會主動扶他過馬路；會陪他等公車並牽他走上公車的階梯。我不會傷害別人，以前不會，未來也不會，而我有躁鬱症。我多麼渴望這個世界能夠更認識我們，而不是總以異樣的眼光、避之唯恐不及的態度把我們拋在一個封閉的小角落。

我需要的只是一個小小的尊重。我和別人沒有什麼不一樣，只是我的「心」，生病了。為什麼我們可以接受一個孩子感冒戴著口罩，卻不能接受我們心靈的脆弱呢？

三年前爺爺住進加護病房時，全家人主動上網查詢該怎麼幫助爺爺申請重大傷病卡；當我生病開始服藥，醫生主動問我需不需要幫我申請重大傷病卡時，我們家難得對我的病情取得一致的看法——絕對不能申請！理由很簡單：以後要就業時，誰要雇用你？以後健保卡一登入電腦顯示出你有精神疾病時，你能接受那些目光嗎？當你身體真的不舒服而非心理因素產生的不適去看醫生時，醫生卻只想把你轉診至精神科，你又會有什麼感受？

我們本身就已經承受許多來自自己莫名的壓力，而社會的偏見又是如此巨大而不給予我們一絲的關懷，對我們是多麼的痛苦而沉重。

我承認我過去也曾對精神疾病患者有許多各式各樣的偏見，也因為對他們缺乏認知而對他們產生恐懼。當我自己開始看醫生後，在路上看到自言自語、手舞足蹈的人時，我的眼中看到的是無限的傷悲。我開始學習同理而非抗拒逃離現場，我開始去體會到當我躁症發作時，父母有多麼的心痛而無力。而當我鬱症發作時，周遭陪伴我的人又是多麼的無助與無奈。發病的期間我無法控制自己，我是否也曾向眼前這個人一樣成為他人口中的「瘋子」、「神經病」？如果連我自己也不能接受自己，不能接受他們，那我又怎麼能要求他人平等地看待我自己？

我很喜歡去看診，因為在那裡沒有人會覺得我是「不正常」的；我討厭生病頭痛去看耳鼻喉科或小兒科時，提醒著醫生我有吃哪些精神科藥物後，他們的反應往往是把原先開的藥取消，並讓我回家早點吃顆安眠藥睡覺別想太多好好休息。

不久之後我發燒不適，咳嗽喉嚨痛，他們才真正相信我「生病」了。

我只是需要一點小小的尊重。我相信任何一個人都需要尊重，不是嗎？

接受學校的心理諮商時，碰到認識的同學，總讓我當下想挖一個洞鑽進去。服藥一段時間情緒漸漸穩定後，我想終止諮商，但卻沒有一個人支持我的做法而一致反對。我知道他們是為了我好，是關心我的，但我真的是需要諮商的嗎？我難道就不可以擁有一顆健康的心靈，快樂得像諮商室窗外那些流著汗水、享受陽光、打著籃球的學生嗎？

我想到了金恩博士〈我有一個夢想〉那篇講稿。我多麼希望我也能和朋友手牽著手併肩坐在草地上說出我的害怕、懦弱、恐慌、無助……而他們能在這個時候伸出雙手抱住我，把我當成一個真正的朋友而非病人。我多麼想告訴別人我生病時的感受，但是又有多少人能夠真正打從心底地接受我呢？

CHAPTER 3

我知道你們愛我，但我是多麼希望你們也了解我

——家庭的陪伴

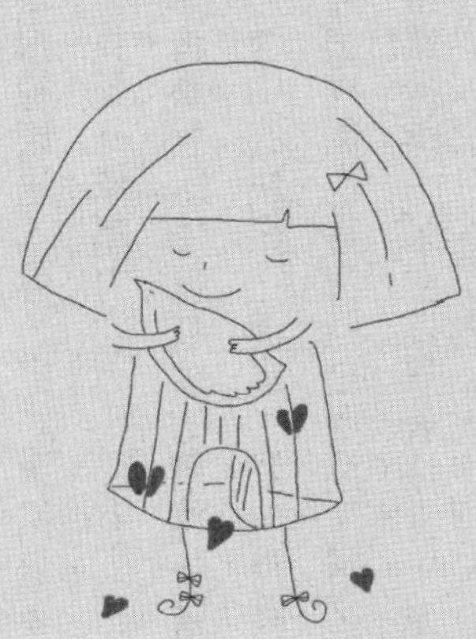

我不是醫生，我也不是心理諮商師，當然，我更不是一個孩子的母親。但我知道我心裡的那份空缺，屬於一個病患、一個被諮商者，以及一個生病的孩子內心真正想要的關心。

我很幸運地有一對非常疼愛我的父母，他們所給予的愛是無限的，我也知道不管在什麼時候，家庭總是我最好的避風港。（當然，這在鬱症發生的時候並不適用，那時的我總覺得全世界的人都離開了我。如果你也曾有過那種感覺，你一定知道那是多麼的恐怖而令人害怕。）高中第一次發病，家人都認為我是升學壓力過大，沒有人認為我生病了。儘管高中的輔導老師跟我的父母親談過，也讓我給學校駐校的精神科醫生診斷，還是不足以說服我的爸媽我可能並不如他們想像中的快樂、健康。我的躁症並沒有在高中時顯現出來，我只是單純的非常愛哭，無法控制也無法停止哭泣。常常在夜裡，我害怕得不知所措，瑟縮在房間的一角。我常常恍神、呆滯地看著遠方，總覺得那裡似乎有東西要把我給吃了，甚至是夜色都讓我有要被吞噬的錯覺。望著滿山滿谷的課本，我很想讀，卻一直被床邊的幻影吸引。我看著我自己的幻影，我跟她說著話，我想像她會回答我，儘管她從來沒有；然後，我看著她開始自我傷害。剛開始我很害怕，漸漸地，我發現我找到我解脫的方法。這個世界是如此不值得留念，唯一活下去的理由是我爸媽愛我，我不該這麼做。爸爸總會在就寢後又醒過來叫我早點休息，不希望我讀書讀得太晚；每次在他開門的剎那，我會突然回過神來，而我的影子也隨之消失。我沒有告訴過他們我在夜裡有多麼地害怕，沒有告訴過他們我想死，沒有告訴過他們每個夜晚我都是伴著淚水中入睡。

他們給我的愛太多了，而我怎麼能夠讓他們失望？我怎麼能夠告訴他們其實我不完美，甚至沒有活下去的意念？我怎麼能告訴他們，在他們那麼多的保護及關懷之下，我過得如此不快樂？

爸爸第一次接到高中輔導老師談論我狀況的電話後，放學接到我的反應是叫我讀書壓力不要那麼大，他從來不會要求我一定要考上哪一所知名的大學。（而我的心裡是多麼希望他不要說這些，我只想要你抱抱我，告訴我你會在我的身邊陪著我，聽我說我的感覺。）我當然知道爸媽沒有要求我要讀得怎樣，但他們給我的愛是如此之多，我怎麼能辜負他們的期望？某些程度上，儘管父母不曾告訴過子女要做什麼，但我們還是可以從他們眼中看到滿滿的期待。哪個父母不希望自己的孩子成龍、成鳳？

第二次，學校找了我的父母及精神科醫生、輔導老師一起談論我的情況，我害怕極了，一進去就開始哭，我覺得我好像被宣判了死刑。回到家後，爸爸媽媽都不希望我看醫生，但是還是問了我想不想看，也都很努力地說服我，其實我只是課業壓力過大。那時的我只是單純地想著，如果我的一切行為是可以用「憂鬱症」解釋的，為什麼不願意讓我去吃藥呢？我多想逃離那些恐懼及每晚的噩夢連連，我好希望他們抱著我跟我說，不管我想做什麼，他們都會在我的身旁陪著我；如果我想去看醫生，他們也會支持我的決定。

我需要的只是陪伴以及一個永遠支持我的傾聽者。

我第一次逃家想自殺，是因為我爸凶了我一句。對鬱症發作的我而言，那很容易解讀成你的父母不想要你了，儘管當時只是因為我爸受不了我一直哭泣叫我停止。死，的確需要鼓起很大的勇氣，但對一個十六歲的孩子來說，卻不需要經過什麼深思熟慮。收拾簡單的行囊，留下幾句「你們多久沒看過我真正地開懷大笑、真正地關心過我……」之後，就算完成告別的儀式了。照顧一個鬱症發作的病人的確需要極大的耐心，因為不管你說什麼，他總有辦法想成負面的情緒；就算他沒有說出口，心裡也一定想著：「你又不是我、你不懂我的感覺、你知道些什麼？」

我們需要的只是陪伴。

大一時，同寢的室友有憂鬱症，我很早就看出來了，但一直沒說出口。那時的我並沒有發病，我的鬱症在高三那年不藥而癒，沒有人知道為什麼。但是當你生病過一次，你就會知道那種感覺。當我看到她整天哭泣、害怕、沒有求生意志時，我主動說要陪她出去走走，並告訴她「那不是你的錯」時，她抱著我緊緊痛哭。我知道，當我過去生病時，我最希望聽到的，就是有人站在我的立場告訴我「那不是我的錯」。每個人都會生病，生病並不是我們願意的。我會一直哭泣不是我的錯，我無法停止哭泣也不是我的錯。一直安慰我，叫我不再流淚有用嗎？我需要的只是一份同理，靜靜地陪在我的身旁。

爸爸媽媽很愛我，但他們只會著急地一直問我怎麼了？事實上，不是我不願意回答，是我真的連我自己也不曉得我怎麼了。他們再怎麼愛我，給我的，卻不是我所需要的那份關愛。

我在一月份確診為躁鬱症，那年的寒假我幾乎什麼都不記得了。我只記得我會拿著刀子亂揮，恣意地砍傷自己；我只記得睡醒了就要吃一大堆的藥物，然後再藉由安眠藥讓我能夠靜靜地睡去，遠離惡魔的襲擊。爸爸幾乎無法上班，哥哥也必須不時查看我有沒有異狀，媽媽則擔心得整日難眠。對我而言，心理的壓力更大，我開始認為是我在摧毀我這個家庭、是我害媽媽擔心所以身體不好、是我害奶奶、外婆那麼老了還要來煩惱我這個孫女是否健康。他們很愛我，卻給了我更多無形的壓力。當我「正常」時，想到這些，我充滿了罪惡感。

愛，不是不會傷人，它傷的是更深更痛的心靈，疼得讓人覺得，要是我從沒出生過，或是晚上一睡不醒該有多好？

我整個家族的人都知道我生病了，當我過年過節回去跟親朋好友團聚時，讓我覺得非常地痛苦。所有的人都告訴我不要再去看醫生了，或是告訴我爸媽就是他們給我太大壓力了。我成為大家口中的話題，他們就在我面前評論我、談論我的病情，讓我覺得非常不舒服。有些人深信我是被嚇到的，也因此，我接受過喇嘛的祝福，也被所謂的「通靈者」收驚。儘管我心裡不願意，但我從來沒說出口，因為我知道這能讓我的父母心裡稍微安心一點。

躁症發作時，我非常的不可理喻。我脾氣暴躁，看什麼事情都不順眼。爸媽打電話過來關心我在學校怎樣時，我根本連手機都懶得接，甚至想把一直在響的手機給摔成碎片。我不在乎紅綠燈的指示，幾乎想要被迎面而來的車子直接撞死。

輕躁症時，我非常地有自信，接了一大堆活動，對未來充滿了希望。這時候我最討厭聽到的一句話是「小心你不要high過頭了」。當時的我總覺得，難道這樣有什麼不好嗎？總比每天哭哭啼啼的要好得多吧？而且我渾身上下精力無窮，這是多麼美妙的一件事啊！

我的爸媽一直怕我自殺，儘管我從沒在他們面前說過我想死；爸爸用嚴肅的語氣告訴我不准想自殺，而媽媽則是常常邊講邊哭訴沒有我她會活不下去。有時候真的覺得壓力好大，也覺得自己好不孝。於是我愈來愈難過，下一步就是拿刀子自殘，試圖懲罰自己的過錯，但又在事後隨即被無止境的罪惡感包圍，再一次伴著淚水，靠著安眠藥進入夢鄉。

有的時候，愛的方式錯誤也是一種傷害，但我們卻往往不自知；而我永遠也不可能告訴我的父母，我曾為了他們的一句話在我手上劃下無數刀深深的印記。

或許有的時候，我們只需要站在對方的角度上，靜靜地，陪伴。

至少，我所需要的，只是如此罷了！

CHAPTER 4

血，能洗淨我一身的罪惡嗎？

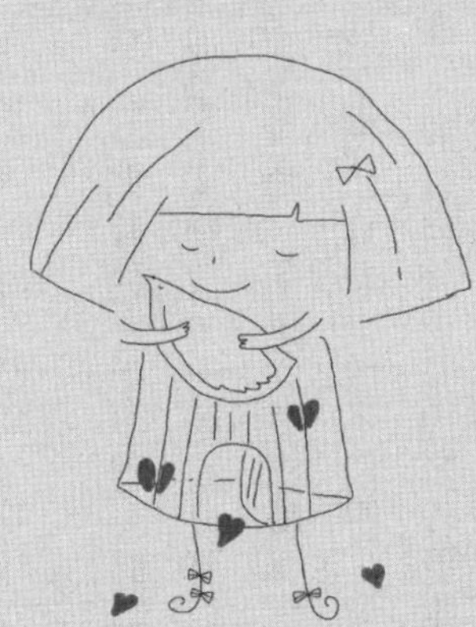

我是一個慣性的自我傷害者，通常，我會用刀子或剪刀割開我的左手上臂，靜靜地欣賞鮮血流出。割下去的瞬間感覺到的並不是疼痛，而是一種解放，一種愉悅而舒服的感覺。之前接觸過我的幾個心理諮商師都問我：「手不會痛，所以心更痛囉？」我聽到的時候只覺得他們的想法真蠢。我割手，是因為我的胸口會非常的不舒服，會很噁心想吐，會渾身不對勁，會一直想弄傷自己，會想死。我會自殘，是因為我還想活著；我割手，因為那讓我感到一種靈魂釋放的感覺。我在痛苦的邊緣掙扎著想活下去，而鮮血是我所能想到，最後而唯一能證明我仍然存在的證據。或許這個想法很蠢，但我真的就是這麼認為。除了看到鮮血，我不知道我還活著，我不知道我該怎麼繼續活下去。曾經有諮商師說我不肯為自己努力，殊不知，當我們還願意走出自己一個人的空間時，就代表我們仍有想活下去的動力。我們的求救訊號很小，小到幾乎讓人難以聽見，但我們仍然想活。

想聽聽看我自傷的感覺嗎？

好像有惡魔在後面揪著你，你的情緒起伏，感覺作嘔，但吐不出東西；你的右手不自覺掐住左手的手臂，希望逃避這個殺戮的戰場。就在狠狠捏住自己手臂希望告訴自己這是夢境時，你發現，指甲刺進肉裡竟然讓你感到舒暢。鮮血細微地滲出，好像告訴你這樣做就對了。於是你悄悄地拿起刀片，思索著要怎麼劃下第一刀時，胸口彷如巨浪拍打，催促著你趕快動手。就在你還沒意識過來的當下，手臂已經多了一條長長的印記。你的嘴角不自覺上揚，惡魔也就這麼消失不見。黑暗中你終於成為自己的主宰，可以決定自己的命運。於是你開心地劃下第二刀、第三刀……你試著讓經線緯線交織著，如同一篇美麗動人的詩篇。靜靜地，你欣賞著血沿著手臂滴下，你嗅了嗅血腥的滋味，拿了衛生紙狠狠地按壓傷口，試圖製造最後一次的疼痛。

然後你躺在床上，開始被罪惡感狠狠鞭打。一次又一次的，你不知道為什麼你不能在這當下死去？脆弱的你開始哭泣，瑟縮得如同仍在母親肚裡的嬰孩。直到隔天醒來，才發現枕邊已經濕透。

其實我常常想自殺，而且我是一個非常仔細計畫我的死亡的人。我看過《完全自殺手冊》，我也偷偷私藏一整罐安眠藥物；我知道割腕被救活的機率很大，也知道要死的話不能割橫的，要順著血管直直地割下去。我最嚮往的死法是跳樓，因為我認為那是我生命中最後一刻真正享受「自由」的時候。很多人說，自殺的人，在跳下去的那刻就後悔了，而我不想讓我自己的自殺有後悔的餘地，所以我會選擇一種不讓別人有機會拯救的死亡方式。我甚至早已起草規畫我自己的喪禮，自己填寫會到場的賓客名單，寫一寫才開始難過原來我真正的朋友是如此之少；並且，我也想主持我自己的喪禮。任何一種宗教都認為自殺是有罪的，但絕對沒有一個牧師會在告別式說自殺的人會下地獄而不能進入天國。對我而言，宗教是給生者的慰藉，而我想親自告訴他們我愛他們，他們沒有錯，而我走後比我活著過得更加快樂。我並不想要別人來主持我的喪禮，我會錄製影片，親自跟每個人說再見，我希望他們看到我最後的一刻，是開心的；而我留下的，是微笑而不是淚水。我終日飽受莫名的恐懼，甚至在睡夢中也總是驚醒，我不希望我也成為別人心痛的回憶。

支持我一直活下去的動力，是一本書。書裡寫著自殺者遺族的痛苦，而我不想把痛苦帶給我最深愛的親朋好友。儘管我仍然常常想死，但我一想到他們可能承受的自責以及傷痛，我就告訴自己不管怎樣也要努力地活下去。

但是我真的能保證我能好好活下去嗎？答案是否定的。因為每當鬱症發作，我都低落得不能自己。昨晚亦是如此。躺在床上的我思索著要怎麼自殺時，我靠著最後一絲理智吞下安眠藥強迫自己入睡。但我真的每次都能一直這樣好好地活下去嗎？當你知道你活著會成為你最愛的人的負擔時，你還能這麼積極地活下去嗎？

自傷，對我而言，是矛盾的。我自傷，因為我厭惡自己，我充滿了罪惡感；自傷後，我看著滿手的疤痕，我再次地厭惡自己，再次地被罪惡感包圍。自傷，並不是代表我沒有想為自己努力的動力，而是唯一能夠讓我知道我仍然活著的證明。

那天夜晚我無法入睡，靜靜地寫著：「說不出的感覺——自殺。周遭的一切，訴說著我們的罪刑；痛苦的憂傷，無人能夠承擔，只能一個人，強忍。」

「其實我們很脆弱。」

聊一下自殺 —— To be or not to be, that is the question.

許多人是這樣評論自殺的：「自私」、「不負責任」。

或許吧，自殺真的是很自私且不負責任的行為；不過撇開那些像是因為工作、愛情或是學業因素自殺的人，自殺真的那麼自私嗎？

換個角度想想，如果現在你是我，你的情緒無法自主，你的生活圈被你自己弄得一團糟，你不想這樣卻也無力挽救殘局。你有很多的轉變無法和人訴說，因為周遭的人可能把你當瘋子一樣閃得遠遠的，所以你只能一個人面對，於是你肩上的擔子愈來愈重。你無法控制地看到許多影像，你在自殺，你在自傷，而血腥的畫面竟令你的「心」感到興奮，儘管你的「思路」告訴你應該為此感到恐懼。你分不清楚真實與虛幻，你開始厭惡自己，深惡痛絕，卻無力改變這樣的自己。你想到唯一逃避這些的方法是吞安眠藥去睡覺，睡著了什麼都不知道，但怎知在夜晚仍然是噩夢連連。你不是被驚醒，就是發現枕邊被淚水浸濕。你看到早晨的太陽，但是你看不到希望，只看到夜晚，而且沒有星光。

前方等待你的不是獨一無二的明天，等待你的只有痛苦與絕望。

或許自殺真的很自私，但為了你而讓我們繼續這樣活著，你難道不覺得自己也有那麼一點自私嗎？你可曾想過，活著其實比自殺的那刻需要更大的勇氣？

我看了幾本自殺者遺族的著作，國內外皆有，我承認，那真的很痛。許多遺族完全無法接受親人自殺，重複說著他們自殺前一天狀況是多麼的好，多麼地談笑風生，怎麼可能這樣好端端的一個人瞬間說走就走？

但你們知道嗎？那是因為自殺者很愛你們。那些快樂的坦然是我們最後的面具，我們很努力地希望在道別的過程中在彼此心中留下最好的回憶，不管內心承受多麼大的痛苦，我們仍希望把笑容留在最愛的親友身上。

我們會想到自己日日受到的煎熬，我們不願這些同樣地發生在你們身上。如果當我們離開以後，你們回想到我們時，是快樂，這樣，對我們而言，真的就夠了。或許你們可以責怪自殺者真的很自私，但你們可曾看到他們最後一次對你們付出的愛？我們好愛你們，但也不知道該怎麼繼續走下去。我們不想要你們受傷，但我們知道自己一定還是會傷害到你們，於是我們很努力地企圖把傷害降到最低。我們知道得不到你們最後的祝福，但在最後一刻，我們深深給了我們所能付出最大的愛。

千萬不要覺得我們不愛了，所以才選擇離開。我們不是自私，實在是我們的智慧不足，沒有能力告訴我們該如何走出更好的人生道路。

其實我們很想活下去

不含自殺未遂或是意圖自殺者，自殺就已經高居國人十大死因之一。這樣講或許還是很抽象，無法讓你感覺到自殺的嚴重性。那我換個方式說好了。

我，一個很平凡的大學生，沒有工作經驗，二十歲。生活圈最大只及於學校，而我身邊就有一個同學吞安眠藥自殺未遂送醫急診、一個朋友意圖割腕自殺、至少兩個朋友想死不敢動手選擇自我傷害；弟弟班上的一位同學罹患憂鬱症自殺成功，我自己則有兩次企圖自殺及無數次自我傷害的紀錄。

這還只是我知道的部分，而這很明顯地也僅是冰山一角，水面下還有更多的部分是我們完全不會接觸到的。自殺，就發生在我們身邊。不去關心，你怎麼知道下一刻離開的不是你最摯愛的親友？到時不管多麼懊悔都無法改變事實，為什麼不從現在開始傾聽，而非逃避談論「自殺」二字？

我覺得很痛苦，我不知道該怎麼走下去。我割手，企圖以鮮血證明自己還活著。諮商師看著對未來感到絕望的我，對我說：「你從來沒有試著想要為自己負責。」我真的沒有在為自己的生命負責嗎？我嘗試走出自己的空間，接受心理諮商，接受精神科醫生的治療，每天按時正常服藥。如果我完全不想為自己的生命負責，為什麼我要做這些？如果我真的已經對生命放棄，我還會過來跟你們說我想要死嗎？我會那麼愚蠢地告訴你們，讓你們制止我的行動嗎？當然，我是真的想死，所以我不斷地重複說我想要自殺；然而，可曾想過，當我大聲嚷嚷說「要自殺」的同時，是否也有個細微的聲音不斷地喊著：「我還想活，可是我真的不知道要怎麼走下去；我還想活，可是我真的不知道該拿什麼面對下一秒鐘；我還想活，可是我真的不知道什麼是活著。」我多麼地想要活下去，卻又多麼地無法好好地活下去。

如果能夠的話，給我們一點時間，讓我們說出心裡的沉重。你的幾分鐘，真的可以拯救一個失落的靈魂。

如果可以的話，幫助我們學習活著吧！不要用眼淚告訴我們，如果我們走了，你們也會活不下去，那只會使我們內心產生更大的壓力；不要用怒罵告訴我們，這樣做是錯誤的，是自私的，那只會讓我們與你產生一種距離還有不信任。陪伴我們，靜下心來聽我們說我們的生命故事；你的傾聽與諒解，同理與真愛，會給我們更多繼續走下去的力量與勇氣！

CHAPTER 5

給醫生的幾封信

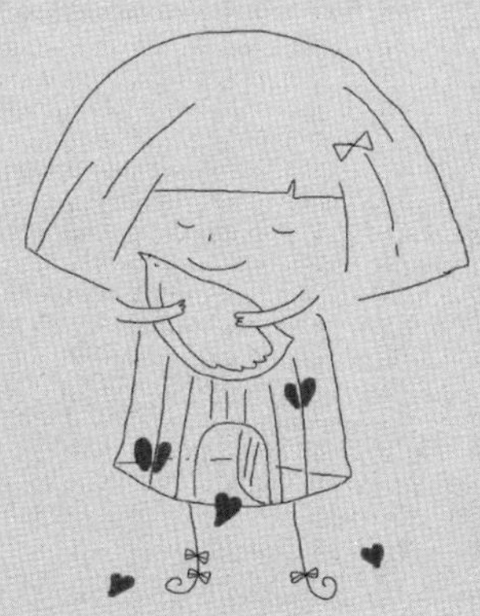

☆楊叔叔：

我真的覺得不想再吃藥了，吃藥讓我一點都不像我自己；難過的時候我不能正常地哭，這到底還有什麼意義呢？

我甚至開始希望我回到發病的時候，那讓我感覺自在，至少，那是最真實的我。

最近情緒一直很低落，我莫名地想要自殺，但是我完全想不到想自殺的理由；我討厭自己這樣無病呻吟。

☆楊叔叔：

我真的不知道我在難過什麼啊！大家都這樣問我，我也不知道要怎麼回答；我就是怎麼都開心不起來，然後一直好想哭但是哭不出來。就真的都沒有原因，這兩天都是這樣。

而且我比較親的朋友最近都好忙都沒時間陪我。

我又拿刀開始割自己，可是一點用也沒有。

我還是高興不起來，怎麼辦？

☆親愛的楊叔叔：

話說今天下午心情又莫名地好起來了，哈哈！

可是昨天已經劃了十幾刀了，所以現在只好趕快上藥，希望在我回高雄前好起來！（現在左手臂好腫，而且擦藥好痛喔！）很不幸的是我又被強制要求留下來諮商了，都是因為今天晃來晃去被以前的輔導老師看到我手割得亂七八糟的緣故（她打小報告！）（害我只好乖乖去保健室把那些傷口包起來以免再次嚇壞世人，我原本以為很不明顯的……）

總而言之我現在心情很好，至少我很高興我跟人講話的幽默感回來了一點！

☆親愛的楊叔叔：

我真的覺得吃藥好煩喔，為什麼我一定要吃藥咧？其實生病有的時候也不錯啊，可以做好多好多事情。不會像我現在把考試、報告、社團弄得一團糟；我真後悔我參加了五個社團！

我現在一點也不覺得當助教可以掌握幾百個人的生死有什麼好玩了……看他們的作業看得我都快瘋了！

室友和同學嫌我的左手很恐怖，哪有這麼誇張？那些傷口根本就不深好不好，受不了！如果我下次當他們的面割給他們看，他們一定會嚇死！

我發現願意來我喪禮的人好少，這真是令人難過的消息；那些所謂的朋友都說很「畏懼」死亡。他們真該去讀讀《莊子》；誰知道死了的人會不會懊悔他從前的求生呢？不是嗎？

雖然我很討厭吃藥，不過我很喜歡回高雄找你，但昨天老師公布了一個月後我們就要開始去工廠實測，這讓我回家看病變得困難重重，真是爛透了；我一直不太喜歡星期六看病，不過好像也沒辦法了。不然星期五回到高雄看診最快可能都七點多了，真是無奈。

☆楊叔叔：

我覺得我最近真的怪怪的，心情起伏好大；一下子什麼事都不想做只想賴在床上跟拿刀子割手，想哭；一下子又精神超好，像現在又不想睡覺了，我今天明明沒睡午覺，而且前幾分鐘明明才難過得要死。

唉，一天要這樣好幾次，我課都上不下去了！

☆楊叔叔：

我突然覺得我今天好有日理萬機的感覺喔，處理了好多事情呢！包含學校講座助教的出缺席統整、寄了一封全校信給同學、交代了同學畢代大會的準備事項，最重要的是——我找到了一個同學當我的畢冊美編！這樣一來我們不僅能跟廠商要回設計費，還可以為我們的會內賺一點錢，而且最棒的是我的畢冊美編又跟我住一起，溝通順暢良好。她保證爆肝也會好好做完它（感動流淚），我總算覺得我當畢冊總召真的有做到事情了，還做了很多！我終於可以在畢代大會之前高枕無憂地睡上一覺了。

（雖然最近睡眠品質不好總是作噩夢，不過有睡總比沒睡好。）

（為什麼連吃安眠藥都能吃到晚上驚醒？）

我的手吃藥好像就會無力，軟綿綿的，不過跟我之前吃的易憂安（Blue-Up F.C. Tablets 3mg）比起來實在是好得太多了。我那個時候吃到全身顫抖，嘴角還一直抽搐，好恐怖……

有的時候真懷疑我到底是哪裡不乖，上帝要懲罰我？我高中同學明明人也很好，為什麼突然生病就走了？人的生命真是脆弱，有點感慨……

今天還做了一件大事，也就是跟我的個案管理員吵架。其實也不算吵架，她不理我，我不理她。她努力地找話題諷刺我，反正千錯萬錯都是我的錯。奇怪耶，明明就是他們一直換諮商師，為什麼連這個也是我的錯？身障精障的人歸給資源教室，我明明就是躁鬱症！為什麼我會給諮輔組？我真討厭諮輔組！（他們的說法是誰叫我沒有手冊）都是他們的話，我之前明明也有被丟到資源教室去！他們憑什麼把我丟來丟去，我好生氣喔！我今天要求停止我的個管，他們也不准，他們說就算我不理他，他還是要管我。他根本就不在乎我，我鬱症發作一直在哭要找他的時候，他跟我講我沒約他的時間，然後就掛我電話了，這個叫作關心？爛透了！

唉，不過我最近真的好暴躁！

我根本就不想讀書……

☆楊叔叔：

我又把我的手割得亂七八糟了，剛剛止血都止不住，不過現在好多了，只剩幾道比較深的傷口還在流血。已經消過毒擦了藥，應該沒什麼問題了。冬天最大的好處就是長袖衣服看不到傷口，我也不需要再想一些奇怪的受傷理由了。

然後，我真的好想殺了我的個管。

沒什麼好寫的，今天很暴躁，很想拿刀子砍他。天殺的我現在整個就是渾身不對勁！我看我先拿顆安眠藥來吃睡個覺算了！

晚安！

☆楊叔叔：

一直在睡覺，都爬不起來，好不容易去上課，結果又睡著了。整天都在睡覺，不知道在睡什麼勁的，生氣！

什麼事都不想做，有點愛哭，好煩。真希望明天沒課，唉……

晚安！

☆親愛的楊叔叔：

回台北第一天就睡不著覺，連午睡也沒睡呢！一直躺到半夜兩點多，最後還是默默地去吃了安眠藥。真不知道自己在興奮些什麼！

今天早上上統計學好想吐好噁心，結果我在上課的時候就直接拿美工刀割手，把老師嚇死了。這次割得有點嚴重，送到保健室手臂的血都還流不停，傷口有點深，現在靜下來自己看到傷口也嚇了一跳。

十幾條刀痕在手臂上呈現深紅色，看起來還挺恐怖的，而且這次我連手掌都割下去了，唉……

雖然真的都不會痛，但是我要什麼時候才會停止自殘呢？

☆親愛的楊叔叔：

剛剛在想些事情，才發現自己真的好悲哀，一個可以講話的朋友都沒有。唯一坦誠的對象只有日記，但日記能給我什麼？只有過去。有個諮商師說我永遠都只活在過去，她說的是對的，我的確是一個很愛欺騙自己的白癡，而且真的一直活在過去。有人說，每個人在不同的場合，都戴了不一樣的面具活著。我在想，我到底有沒有試著，在某個場合，把自己的面具通通丟棄？連寫個日記我都會想會不會被別人看到，還會寫得有所保留，真蠢！誰會去拿一個小鬼寫的日記，我到底在幹什麼？

想法天馬行空，好的，壞的，充斥著，完全停不下來。靜不下來做任何一件事，真是可笑。

究竟我的靈魂到底還屬不屬於自己，常常連我自己都在懷疑。現在連手上多出傷口，我都不知道是何時發生的，蠢炸了！

話說回來，安眠藥對我似乎已經有點失效，十一點吃的藥，凌晨三點還躺在床上東想西想。唯一確定我有吃安眠藥的證據是我的左前額不時敲打般地陣痛。一直以為這次的安眠藥不會讓我頭痛，是我錯了。原來痛的時候我都沉睡著，這樣的我還算活著嗎？

活到厭倦，你知道嗎？真的是活到厭倦！

培養我的睡眠去，晚安！

☆楊叔叔：

《躁鬱之心》有一段很有趣，寫的也很貼切，作者在寫服用鋰鹽之後的幾項原則，自嘲得挺棒的。如果你有吃過鋰鹽的話，真的會覺得，是啊，就是那樣！距離感失準，丟垃圾丟不進垃圾桶，記得要吃藥，別人說你需要吃藥的時候要笑一下……說來可笑，這麼多的朋友，看我興奮開始玩鬧都笑笑說我今天忘了吃藥，殊不知我真的每天都得吃藥，他們知道後，不知這個玩笑還開不開得下去？

愚蠢的幽默有時也會傷到別人，然後感情出現裂痕，卻還自以為是地認為自己沒錯，真蠢！

覺得自己好煩躁，現在打字已經有點靜不下來了，日記也停了一個多星期沒有動筆，唉……

真的覺得好累……

☆親愛的楊叔叔：

對不起，實在受不了才會寫信，日記已經寫完了，但我的腦袋還是轉個不停，打擾到你覺得非常抱歉，接下來的內容不好看，看到這裡就可以把信刪除了。

又是一場策畫，但我並不想這樣。

為什麼我又開始計畫自己的死亡？還是以一種希冀嚇死人的方式死亡，而且竟然想傷害離我最近的幾個人，病態地期待他們看到的反應；為什麼讀期末考讀到一半會突然看到自己選擇結束自己生命後驕傲地微笑？

遺書的內文如江河不止一直衝擊我的思緒，我不敢用文字寫下，開始強烈地感到恐懼。這次的方式和以往都不一樣，全新，但比起其他方式都來得快速而嚇人。而我期待的竟是嚇人的那個部分，我想傷害誰？我究竟是誰？惡魔？我什麼都沒做，為什麼會想到這些，不是在讀書嗎？

儘管帶著很深的罪惡感，但我還是多少佩服自己死亡的創意。每天都有不一樣的死亡方式規畫，不同的遺書內容。不過就只有一條命，我的思想到底想要我死亡幾次？還是我只是想引起注意，根本不想徹底死去？

諮商，算了吧，誰想談這個？把我抓去醫院關起來就是所謂的解決之道。

再怎麼蠢，我也還沒蠢到那個地步。反正一天到晚只想叫我休學，似乎你們只要聽到休學就沒了責任。

責任？說得太重，我哪是他們的責任？不過是打卡領薪水的工具。每個星期四下午就是去傻笑演戲，看來我大學讀的應該是戲劇系吧？有的時候發現自己能夠左右自己的個管及諮商師，也是一件好玩的事，他們以為他們摸透我，卻不知道我也在利用他們。選擇用他們當作一種和父母溝通的橋樑，傳遞一些我想傳遞但不見得是正確的訊息。每次都用打電話威脅我，表面上裝得害怕推拖，心裡則暗笑果然照著我的劇本走。

真遜！我討厭他們！我想砍死他們裡面每一個人！

我已經帶著刀子進去好幾次了，那麼愛逼我，以為你們是誰！

扯遠了，這跟我的計畫無關，只要提到他們總讓我一肚子火！

我真的害怕了，這次真的害怕了！想死就算了，這我不在乎，可我不想傷害任何一個人，但我現在一直想傷害別人！在課堂上直接割裂手掌，整手是血地嚇到老師，而我笑了。我帶著刀子邊走去保健室邊自傷，不擦掉血又想引來別人側目，得意。恍神後我躲在棉被裡，看著包紮的傷口，自責懊悔，充滿罪惡。但罪惡又讓我想要以自傷懲罰自己……

我覺得這陣子我性情大變，整天就想傷人！可是我想傷害的都是我最不想看到他們受傷的人，我到底在幹什麼？最近總是常常出神，常常想到一些恐怖的畫面，都有我，也都是凶手。我不想變成這樣的人……那些影像不停地在我腦袋中播放，我無法停止他們。吞了安眠藥已經很久了，不想去想，就用睡眠麻痺自己。但是連夢境都不放過我，真令人難受！不是自己的死亡，就是夢見爺爺的離去，每次在夢裡都得死一次或痛哭接受別人的死亡，諷刺！

我該怎麼辦？

現在我神智很清楚，我不想把我想到的寫下來，我不想記得他們！睡一覺起來並不會好轉，我已經試過無數次；這並不是我想要的，現在我不想自殺，但我被思緒搞得我好想自殺。

我不想再想到這一些亂七八糟的東西，我受夠了！再煩我，今年也就不用回家過年了！

如果你真的看完了，我感到非常抱歉，因為我知道這讓你心情不好。但我現在真的很沮喪很害怕很無力，也毫無想為自己身體努力的力量。我對自己無能為力，停止不下來，而我甚至還為此感到興奮，在搞什麼？

我不知道我還可以做什麼……

我的情緒轉變在十分鐘之內從很亢奮突然轉為低落，我受不了我的身體變化，好累，我覺得跟我高中的時候一樣。我愈來愈常看到幻影，愈來愈常產生錯覺，我都快分不清楚什麼是真什麼是假。除了期末考，我甚至不知道我是個學生，正在大學裡讀書。整天渾渾噩噩的，一下高亢一下恍神，回過頭來已過兩個鐘頭，這是怎麼一回事？高中的記憶我已經忘得差不多了，現在的記憶我也漸漸地遺忘，什麼都忘記的話，那我還剩下什麼？

☆親愛的楊叔叔：

今天去文具店，看到美工刀，下意識很迅速地割了一下自己的左手，然後覺得還不錯利，就買回來了，這算正常人會做的事嗎？（傷口在虎口，現在覺得好痛，當初我怎麼會做這麼蠢的事？）看到學校的貓咪在睡覺，我還想偷偷踢牠一下，真過分……我看我還是關在房間裡都不要出門好了。

最近情緒起伏變化很大，睡眠狀況也是一下嗜睡一下都不睡的，不知道是怎麼搞的？煩死人了！現在又開始不想吃藥了（但是我還是有吃喔！），感覺一點用也沒有。讀書效率超低，辦事效率卻超高，不知道在搞什麼東西！寫考卷總是第一個交卷，根本就不想寫，草草了事，虛應故事。腦袋整天胡思亂想，根本就搞不清楚他到底想要做什麼，生氣！

楊叔叔，說真的，躁鬱症吃藥會好嗎？我所謂的「好」不是在藥物控制下變得「正常」，而是不用吃藥也可以像以前一樣過得好好的。這陣子情緒不穩，今天google了一下躁鬱症，好多網站都說躁鬱症不會好，還有好多新聞都說躁鬱症的人殺了自己的家人，我會不會變成哪樣啊？我最近一直想殺人耶。不管是殺我自己還是殺同學或是殺諮商師，怎麼辦啊？

我不想害人……

爸爸媽媽什麼都不知道，他們以為我過得很好，唉……

✩親愛的楊叔叔：

今天做了一件不怎麼好的事，我在諮商的過程中拿刀子割給我的諮商師看！（血跟傷口就不形容了，免得你覺得不舒服。）想當然耳，等下她就要打電話給我爸媽了，而再過一會兒我又要接到爸媽的電話了，what a wonderful day！我想我可能也不需要消除疤痕的方法了。

我的諮商師說我不尊重她，但我覺得其實我並沒有不尊重她，或許我的確不太理智地把過去的經驗加諸在她的身上，不過她也沒取得我的信任，我為什麼要跟她講話呢？上上次的諮商，她跟我說，她會等我願意開口跟她說話；而上次的諮商，只差了一個星期，她跟我說，我都不講話，是浪費學校的資源，是學校請她來的；我浪費了她的時間，同時也浪費了其他人的資源。我承認這是事實，不過才一個星期耶，她的等待時間會不會太短？做不到的事情，就不要隨便信口雌黃，我今天就直接跟她說了。（但是我不會因為這種蠢問題而割手，或許你知道我割手的理由會覺得更蠢也說不定。）（割手的原因：討論到我的自傷，我就說，想看嗎？就割了。）

護士小姐上來諮商室第一句話就是，「喔，又是你！」讓我覺得有些不好意思，真是麻煩她了。

不知道要說什麼，沒有什麼感覺，連罪惡感也沒有，甚至覺得爸媽打來我想掛他們電話……我看我再去用睡眠麻痺自己好了。明天的考試看來得再見了！

謝謝你從來沒怪過我自我傷害，那讓我感覺跟你說話自在多了！

誇獎我一下，我很勇敢，自己打電話給我爸爸了；當然，比諮商師早了一步，而且這次，說的都是實話。

☆楊叔叔：

親愛的楊叔叔，你也會覺得我對自己沒有努力過嗎？如果是的話我只能說我很難過。你知道嗎？當一個人還願意去諮商或看醫生的時候，就代表他還想要得到幫助。他還想要活著，只是他不知道他還能怎麼辦，而且充滿了害怕與慌恐，或是又帶著一點逃避的感覺；責任、未來，而他又還剩下些什麼？在十字路口上，看到的都是黑暗，很想前進，卻無能為力。自殺的人，是因為當他發出求救的聲音時，大家都不以為意，所以自殺者遺族才會比別人帶了更多傷痛，因為他們真的曾經有辦法能夠阻止。儘管我每次去諮商都不講話，很冷淡，但我仍然會想要她的關心；當我聽到她說我放棄自己，說我是很糟糕的個案裡的其中之一，感覺實在不怎麼好。跟我說外面會談一小時要多少錢又如何，我會在乎這個嗎？人是可以這樣輕易被金錢衡量的嗎？如果真是如此，我只能說我感到非常遺憾。

跟爸爸講話的過程，對我而言還真的需要很大的勇氣。我要說多少才不會傷害到我的家人？我要說多少才能夠讓他們了解我其實很努力？說多少才讓他們知道我不想看到那些畫面，而不是我刻意胡思亂想？說多少才讓他們知道我最近有點暴力、病態，對自己的轉變感到害怕；害怕自己，害怕自己真的活不下去。當回過神的時候發現自己滿手是血，我會不會哪天割的不再是手臂？我會不會以為那些不是幻覺，而真的那麼做了，真的去吞藥，真的去跳樓？害怕自己會對家人，朋友造成一輩子的心理傷害。

「我以為自己在學習如何生存，其實我在學習如何死亡。」——達文西

「只要你學會死亡，你就學會了活著。」——《最後十四堂星期二的課》

我還沒有學會死亡，所以我對活著仍然帶著恐懼。我跟我爸說我想補習，去補心理諮商的課，我爸希望我不要讀研究所了；他希望我在家，他不希望我有壓力。但是我想，除了讀書，我還能做什麼？我還有活下去的動力嗎？除了讀書，我不知道我還活著，至少現在就是如此。我現在可以想著我有很多的目標，但如果我連生活的目標跟追求都沒有了，那，當夜深思緒紊亂時，我會不會真的不假思索地就結束自己的生命？我已經有一次企圖自殺沒有成功了，還會有第二次嗎？第二次如果成功了呢？

楊叔叔，我很清楚我什麼時候是想太多，什麼時候是控制不了自己在亂想；想太多可以莞爾一笑就結束，控制不了自己是連睡著了都還會哭泣發抖。我頭好痛，我睡

得不好，而我今天卻不能吃安眠藥，因為明早要考試。我的手也好痛，虎口跟手臂都刺痛著，今天洗澡根本就不敢碰水。而我的胃還在噁心當中，我知道只要輕輕地劃一刀它就會好了，但我不想再這麼做了。

我還能再多做些什麼呢？無能為力！

我今天在我的諮商師的眼中看到的不是挫折，也不是同理或憐憫；我看到的是責怪，壓抑的憤怒，以及為數龐大的不悅。不是只有諮商師在觀察我，我也會觀察人的，而且我不是笨蛋。我感覺得到喜怒哀樂，我看得出來哪個同學需要幫助。因為真心的付出與關懷，所以我有很多願意為我付出的朋友。這或許是為什麼當我網誌裡的文章表現出不開心的時候，會有那麼多人過來陪我；不只成大的同學，其實還有更多。

我感覺得出來跟我同組的同學有憂鬱症，好了，但像在復發。我知道她讀書打開課本就哭，一起做的報告，我幾乎自己一肩扛起，只讓她做校正；當她連這麼一點事情都做不下去的時候，我會跟她說沒關係。我不在意分數，我只希望你不要再吃藥，不要像我一樣。如果我的諮商師能夠跟我這樣說，真的就夠了。我需要的不是同情，我要的是同理，我要的是他們體諒與接受。我很清楚我自己算是屬於無病意識的人，但這又怎樣？這並不減少我想要得到關心的感覺，不是嗎？任何一個人都需要別人的關心。

今天我的諮商師跟我說了一個案例，她說那個人每次都付費去罵她，她總覺得那個人下次不會再來了，但那個人總是回來。我聽了笑了一下，跟她說，你看過《叔本華的眼淚》嗎？她說沒有。我跟她說，她就像《叔本華的眼淚》裡面的人一樣，然後我就沒再多說什麼了。

心！我的諮商師，到現在都還不懂那個人的心！而那個人是如此地相信她，我真為那人感到難過。

今天的信好長啊，你星期五又要看到晚上，很累吧！不過今天廢話特別多，把考試晾在一旁了，不吐不快！

楊叔叔，你是好醫生，每次聽我講一堆雜七雜八的都會理我。我幾乎把你當成我的日記本了，想想你也真可憐，要聽一個小孩子碎碎唸那麼久。說起來我也挺自私的，把感覺都寫在信上，也難怪你會跟我要求笑話。（不過最近實在沒什麼特別好笑的）真希望哪天我快快長大，那天我穿了套裝，很開心地跑去找我喜歡的那個輔導老師；我問她，老師，你看我有沒有像大人了？她就看看看，說，「就比較正式耶，可是人沒有變啊！」

唉，還是沒變，人要衣裝，我連衣裝都沒用呢！

該讀書了，今天情緒失控到此刻都尚未完全冷靜，這次真的該檢討了！

☆親愛的楊叔叔：

今天去書店，買到一位我很喜歡的作者出的新書，好開心！

台北悶熱得好不舒服，真不喜歡這種天氣。頭髮現在半長不短的，也不好綁，真是的！

上次諮商師打電話給我爸的時候，問我爸我高中時一直哭，他有什麼感覺。原本我的諮商師以為他的答案會是很心疼之類的，結果我爸很經典地告訴她：「覺得很煩！」我聽了笑一笑，其實我也知道他們怎麼想，這也難怪高中的輔導老師跟我父母談完後我會被叫去罵；我以後真該寫一本書教教爸爸媽媽應該怎麼樣去照顧像我這種小孩才對！也或許你應該跟我爸媽談一談，然後多教他們一下。

幫表妹看大學申請入學的東西，真是一個頭兩個大！

☆親愛的楊叔叔：

我想這次你猜錯了，我爸是發自內心覺得很煩。我以前在車上一哭，他就發脾氣，很沒耐性；他問話，我沒回答，他講話就開始大聲了。現在我脾氣不好時，他就不理我，這也算是一種進步吧？

我不想跟他們談，我很清楚他們在想什麼，我的諮商師要打電話給我爸之前，我就跟她說我爸會跟她說什麼東西，結果全部都被我猜中了；簡言之，他認為是課業壓力過大。唉，該怎麼說呢？儘管我跟我爸媽感情很好，也非常緊密，但是我常常覺得很難過，因為我爸媽永遠不懂我真正在想什麼。在他們面前，我總是裝小孩，逗他們開心；每年生日我都跟他們要禮物，十八歲那年，我故意不說，想看看他們到底會不會幫我買，或是該說記得吧？期待了半天，竟然聽到他們在樓下邊洗碗邊感慨地說，我終於長大不再要禮物了，真心酸！

我很渴望他們的關心，他們非常關心我，我知道，但總不是我想要的那樣。從以前我利用諮商師轉達，但效果似乎都非常差，差得令人難以想像，甚至往往是負面的。高中我求助輔導室，老師跟我父母說我的狀況，回家後我想要一個擁抱，我那時很害怕，但結果咧？

結果我爸跟我說，如果我再這樣下去，你就是想把這個家給毀了！我已經夠自責了，夠沒安全感了，也總是充滿罪惡感；這下可好，我剛好哭得更厲害，就把自己鎖在房間了。

唉，寫到這裡又想自殺了，我真是個混蛋！

儘管父母給我們的愛是如此的多，但真的是子女想要的嗎？

我的爸媽總用他們的愛給我壓迫，常常讓我感到無法呼吸。有時候真的覺得好沉重，好對不起他們，而他們的方式又往往給我更大的壓力；我很希望他們換個方式關心我，而不是過多多餘的緊張，於事無補。我試著買些相關的書籍給他們看，讓他們了解我，但結論總是我很幸福，該知足。是啦，的確很幸福，但然後咧？

他們希望我是正常的，所以我總得用一些方式告訴他們我不是這麼的正常。利用諮商師是其中一個方式，像是上次的小實驗，弄到現在我幾乎都要放棄了，唉！其實真的有好多話不知從何說起，已經語無倫次了，真是抱歉。我想我真的該寫一本書教教大人們如何關心自己的孩子吧？

☆親愛的楊叔叔：

對啊，爸爸媽媽到台北陪我。

我不會跟他們說我想要的感覺吧，這樣好傷人喔！每個人表達愛的方式本來就不一樣，我知道他們愛我就好了。說服自己的腦袋不要一天到晚胡思亂想或許比較實際吧？

☆親愛的楊叔叔：

會計課好無聊，真不喜歡會計，上課就想睡覺（或者該說就想下課？）上課上到一半突然好想游泳，愈想愈興奮，中午就跑去體育室問怎麼申請游泳證。下午歷史課時實在等不及了，蹺了半節課把游泳證申請好，還買了泳衣蛙鏡！我真是迅速！回去上完剩下的半節課，我就衝回宿舍換成短袖短褲，拿了毛巾就去游泳池啦！

這是我第一次來學校游泳池游泳呢，好大好大喔，深水區好像超過一百八十公分，長那麼大了，竟然還要在淺水區游泳，真丟臉！不過整個游泳池就只有我一個人而已，好開心喔！（或許大家嫌冷不敢下水？）游了一會就躺在水面上休息，好舒服，害我傻傻地在那裡笑。

游完泳回宿舍洗了個熱水澡，全身放鬆真棒，哈哈！領了錢騎腳踏車出去逛逛，買了一些沖泡飲品、書、還有一些生活用品跟糧食，順便也買了些給同學的禮物，還有幫人跑腿又買了些東西。一直閒晃晃到我爸媽打電話趕我回去，說我出去太久了，晚上騎車很危險啊，所以我就回來囉！

錢花比較多……？你多的定義是什麼呢？

好啦，我在逃避（抓頭），這一個星期左右大概花了一萬吧？還沒算過耶，我記得的應該是這樣啦……今天跟昨天花了六千，扣掉上課時間，我想這個星期應該是花一萬吧？

我開始希望我爸不要去刷我郵局的存摺了……

然後，我有乖乖吃藥，這是真的！現在睡眠算正常，甚至應該說是非常嗜睡，我都十點多就睡了，但上課卻會睡著，而且一睡都是熟睡，睡到下課同學叫我，三節課耶！最奇怪的是我體力明明很好，像今天游完泳也不覺得累，怎麼還會那麼愛睡覺？

再來嘛……我承認我最近很high啦，有點興奮過頭，不過至少比每天哭哭啼啼好吧？覺得好多事要做，我甚至已經不想回高雄了！不過我還沒跟我爸媽商量或談過這個問題。你覺得呢？我回家都不會讀書，在台北比較好。專案上得那麼快，我怕會跟不上。

讀書去！

☆楊叔叔：

我覺得好沮喪，好想割腕，可是怕嚇到室友。我又失眠了，原本想把安眠藥一次吞乾淨，可是我覺得不會死。洗胃的過程感覺又很痛苦，所以就放棄了。我到底什麼時候才會死？好煩！

割腕會流很多血嗎？現在在房間實在沒什麼有創意的死法。

唉，我不想說了……

✩親愛的楊叔叔：

我蹺課了，真的上不下去，覺得好煩……

右手手背被我抓破了，我也不知道是怎麼弄的，洗手的時候發現有刺痛感才知道的，可能是緊張的時候抓手弄傷的吧？左手臂現在有新的傷口，先提醒你，如果不想看的話，今天晚上看診就不要看，因為這次我有點懶得包紮傷口。

手中有藥心中沒病？可是在別人的眼中呢？重點根本就不是吃不吃藥，也不是生病不生病，是我想當我自己，我不想再被藥物控制了。就算哪天我真的把我自己殺死了又怎樣？至少那是我自己想那麼做的。最近在考慮買一把蝴蝶刀或是鋼刀，至少不會生鏽。就很多方面而言，那對我實在是很方便又安全（應該比較不會感染吧？）

唉，對不起，我不知道我在生什麼氣，不過以最近的情況來看，晚上看你的時候應該是非常快樂吧？

☆親愛的楊叔叔：

我想好了，如果沒有意外的話，我近期可能要實驗自殺看看；吞個幾顆藥感覺一下，看看我喜不喜歡那種感覺。（現在有二十八顆安眠藥，三十三顆癲通，三十八顆金菩薩，三十顆你新開給我的藥，以前常常沒吃，庫存不少）人家說要在睡眠中死去是要修好幾輩子的福分，不過現在我看也不需要修就能嘗試看看了，不是嗎？

我的狀況並沒有隨著吃了那顆藥比較好，只是更糟而已。雖然沒有再哭鬧了，但是是哭不出來，這並沒有比較好。我的情緒還是很糟，一直摔倒，這兩天就跌了五次，雖然都沒有受傷。我的注意力不集中，坐火車坐捷運都坐過站，恍神到不知道自己在做什麼。我走路開始一直喘，喘得很厲害，就像我爺爺剛過世的時候一樣。胸口還是很不舒服，很想吐又很悶，連去中央找我高中同學聊天都沒有改善；我有跟她說我想要吞藥，她一直說我傻孩子，然後就抱著我在房間聊天睡覺。

唉，好累喔！整天裝著自己很正常好累喔，其實我根本就不快樂也不舒服啊！真開心我總算下定決心只要活到二十歲了，不寫遺書了，真的要死，就像大家說的自私一點吧！明天下午去諮商我還想去問看他是不是也不喜歡我耶，觀察他的表情看看。

這封信寫到這裡其實已經修改了好幾次，我想你不太喜歡看這些，所以有點難以表達。不過我現在又開始想哭了，我要去床上躲到棉被裡面了。

☆楊叔叔：

我最近開始跟同學見面了，還是給人留下美好的回憶比較好。知道我生病的朋友，就直接跟他們說了要自殺；不知道的朋友，我也跟他們擁抱道別，只是他們不知道這會不會是最後一次見面罷了！這種感覺很好，我很喜歡，原來想通了那麼舒服！

早上沒課，下午的課則又是倒在保健室裡。喘不過氣，又想吐，很不舒服，頭又很暈很沉很痛，睡了一個多小時。諮商的時間是老師來保健室的病床上跟我談，跟我心裡想的一樣，他說如果我不是他的個案，他也不會理我。他倒是挺直接的，還滿喜歡的，我不會討厭他。

我的書還沒有完成，我想停筆了；斷斷續續加了不少篇幅，但都覺得倦了，想要收手。我想或許是我的心真的累了吧？

最近都沒去上課，反正要死了，管他成績做什麼？明天諮商師要打電話給我爸媽，我也不在乎了，他們知道就知道吧！

你寫注意到了是什麼意思呢？這次我真的不懂了。我想過了，以前高中想要自殺，只是想要引起大家的關心；但現在不一樣了，自從前天想開後，突然變得好舒坦！我的朋友們，知道的，都說祝福我，相信我那樣做會對我最好；雖然他們一開始都不是那麼地能夠接受，但是現在他們也放手了。至少我不會對他們造成太大的心理傷痛，我真的覺得很滿足了。

諮商師明天叫我早上再去，他說可以當他的業績，挺好笑的。不過學校保健室跟校醫好像想把我送去醫院，我該怎麼辦？

CHAPTER 6

朋友，謝謝你

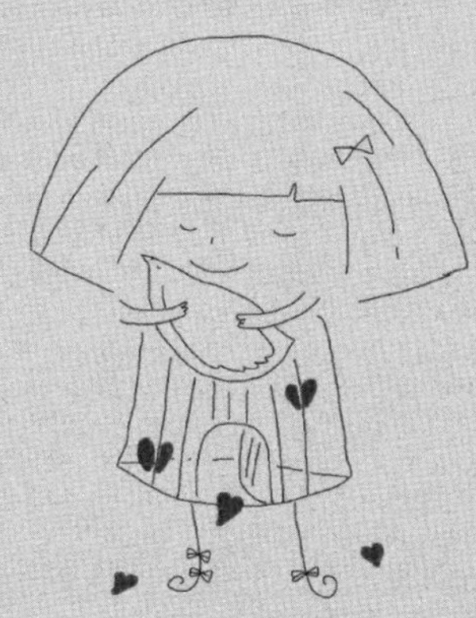

☆給我永遠的夥伴：

你的話不多，從來也不善於表達你對我的關心；我總是常常這樣取笑你，但是我心裡清楚地知道，不管我在哪裡受傷哭泣，你的肩膀永遠都會給我最堅強的依靠。

還記得高中第一次被懷疑有憂鬱症時，我躲在哥哥的房間，深夜打電話把你吵醒；你沒有一絲的抱怨，只是靜靜地聽我哭訴，在電話的另一端為我擔心著，給我我最需要的溫暖。儘管明天你仍然有一大堆的考試，你還是這樣陪著我，告訴我隨時都能打電話找你。你也是第一個在我恐懼發抖時沒有離開我，並堅定地跟我說如果我需要，你會在我身旁陪我去看醫生的那個人。

當我脆弱受傷、無力而需要安慰時，是你拉著我走出補習班吵雜的教室，緊緊地摟著我，任由我釋放無止境的痛苦與悲傷。

大學，我打電話給你，告訴你我好想死、好想自殘。你聽了二話不說，叫我等你，你馬上坐車過來陪我。你叫我先回去洗個澡，等會兒再陪我看醫生，而晚上你也要求我必須過去跟你住。見面時，你沒有問我怎麼了，只是笑笑地跟我說了一聲「嘿」，就像過去我們無數次相見的時候一樣。我知道在你面前，我就只是我。你不像其他人會排斥走進精神科，相反的是主動陪我走進診察室，坐下來繼續看著你手邊的小說。你把我介紹給你每個大學的朋友，告訴他們我是你的死黨；儘管我當時因為情緒不穩而身體不適，你還是輕輕地拍著我的肩，拉著我認識你大學裡的一切。

我好感謝你永遠只把我當成我，一個單純的朋友。

當你看到我手上的傷疤，你一句話也沒有說。沒有指責，沒有叫我下次不要再這樣了，只是告訴我要如何處理傷口。當你看到我用右手的指甲刺進我左手臂的肉裡時，你只是靜靜地牽起了我的手，對我微微一笑，繼續往前。

謝謝你，夥伴，我永遠的朋友。

☆給總是讓我打從心裡微笑的你們：

你們從來不知道我病了，因為我總是拿各種理由掩飾自己，但你們總是在我身旁陪著我，問我哪裡不舒服，給我說不盡的溫暖。這兩天我又突然開始無法控制自己，不停地流淚，只好逃離學校，想躲到陌生的環境。但你們總是一個傳一個地互相通知，遠在桃園的，大半夜直接騎了機車要衝來台北；台北其他學校的朋友，則是一部腳踏車就直接衝了要趕過來找我。你們說，不管怎麼樣，你們只是想給我一個擁抱；不管我在哪裡，你們就是想趕過來在我身旁陪我。深夜，火車及各種交通工具都已經停駛，但你們總可以想到方法出現在我的身邊。

我好喜歡和你們在一起，儘管我的胸口再怎麼噁心作嘔，再怎麼呼吸困難，但只要在你們身邊，我就知道我並不寂寞。身體再怎麼不舒服，看到你們，總是會微笑著眼眶含淚。

而你們總會在此刻緊緊抱著我，叫著我傻孩子、寶貝、傻瓜……然後你們會牽起我的手，拍拍我的頭，陪我一直往前走；或是偶爾就只是靜靜地在一旁的樹下坐著，讓我一個人虛弱地躺在你們溫暖的懷中。

多少次計算著藥物致死劑量的我，如果沒有你們那一通通充滿擔心與關懷的簡訊及無數的未接來電，我真不知道我還有沒有活下去的勇氣。當我以為我被世界拋棄時，是你們不斷地提醒我，我在你們心中有多麼重要。儘管每次看到你們的簡訊、聽到你們的聲音總讓我哭泣、充滿自責，但我好高興我還有你們這群好朋友，一直一直地陪在我的身旁。

有很多人說：「交友滿天下，知心有幾人。」我是何其幸運，在我的生命中，上帝派了那麼多天使不斷地在我身邊拉著我向上飛翔，帶我遠離痛苦與哀傷。我最親愛的朋友們，我不知道要怎麼說出心中我有多麼高興能夠認識你們，但我知道，在我心中，你們不僅僅是我的朋友，更是我一輩子最親愛的家人。

CHAPTER 7

每個人都是天使

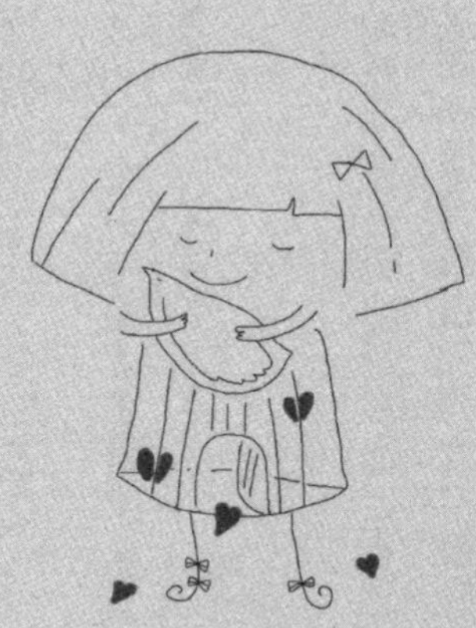

「因我們神憐憫的心腸，叫清晨的日光從高天臨到我們，要照亮坐在黑暗中死蔭裡的人，把我們的腳引到平安的路上。」——《路加福音》1:78~79

高中二年級的時候，我的情緒始終於黑暗中打轉；我無法停止哭泣、害怕以及恐懼。晚上留在學校圖書館讀書的時候，我總是一個人瑟縮在圖書館後方的大榕樹底下。那裡沒有光、沒有人，甚至沒有我自己的影子。

於是我開始靜靜地流淚、發抖，變態且病態地享受著黑暗將我吞噬……

我記得很清楚，那天，是一個沒有什麼夕陽餘暉的星期五下午。正準備離校買晚餐的我，被一個和我同社團的基督徒好友攔下，邀請我和她一起參加學校的高中生團契，一起在那裡吃頓晚餐。

我不知道我已經拒絕了她多少次。儘管我讀《聖經》，但我也讀歷史，我深信耶穌是凡人，但我也相信死後會得到永生。

「我希望你能夠更加認識上帝。」她說，「上帝會陪你，祂愛你，你為什麼就不願意嘗試一次去接受祂？」

半推半就下，我和她去了學校附近的教會，參加了我生命中唯一一次高中生團契。

我看著那裡每個人分享著笑容、分享著溫暖、彼此互相擁抱著；那裡面沒有什麼學姊學妹、沒有什麼老師同學，他們就像是最親密的一家人。

但是看到他們這樣，我卻一直想要逃離現場；我是多麼地享受孤獨，而我又是多麼地不被別人理解。我總是掛著笑容，但是笑容底下卻盡是傷悲。我好想哭、好想哭。我根本沒有在聽台上的人說些什麼，我只是想趕快回到我那個陰暗的角落。於是我一個人選了靠牆最旁邊的角落，不斷低頭一直看著手錶，盼望時間趕快結束。

總算八點了，時間總算到了。正當我準備在大家一陣慌亂中悄悄趁亂脫逃時，那位帶團契的女老師向我走了過來。

我不是今天唯一一個第一次來參加團契的學生，但我卻是她唯一一個選上的學生。不知道為什麼的，她就是選上了我。

「願不願意給我一點時間和我一起禱告呢？」她微笑著，親切地牽著我的右手。在我還在恍神搞不清楚狀況一片茫然時，她已經帶領我走進一間小小的房間。

小房間裡什麼都沒有，就只是一間鋪著榻榻米的小空間。我還記得進去前必須先把鞋子脫掉。

她引著我坐下，握起了我的雙手，溫柔地跟我說：「眼睛等下要閉起來喔，我要替你代禱，你只要在最後的時候跟我一起說『阿門』就可以了。」

我順從地點了點頭，兩手握拳合在一起讓她的手放在我的手上，然後靜靜地雙眼緊閉。

「親愛的天父：感謝祢今天將她帶到我們的身邊，請祢掃除她的憂慮、恐懼以及黑暗；請祢帶她靠近主，請祢……」她虔誠地說著，而我的淚水已經順著我的臉頰不斷地滑落……

「她知道我在想什麼。」我心裡想著，我第一次覺得有人懂我心裡那無止無盡的黑洞，第一次覺得有人看出我心裡的恐懼及害怕，甚至是那些漸漸消失的求生意念。

她說出了我一切的恐慌與擔憂，一切我從來沒有跟別人說過的恐慌以及擔憂；她祈求上帝帶領我回到平靜以及喜悅，她看出了我笑容底下藏著比撒旦更可怕的惡魔。

「阿門！」我輕聲跟她一起說著，也早已在幾次偷偷睜開雙眼時把淚痕拭去。我習慣性地又看了一次手錶，才發現她竟然替我整整禱告了一個小時沒有間斷。

「歡迎你下星期再一起加入我們。」沒有傳教，她微笑著輕拍了一下我的肩膀。「如果你有事情需要幫忙的話，上學的時候也可以來找我。我是學校的老師，就坐在三樓的社會科辦公室裡。」我點了點頭，但我心裡知道我說了謊；我知道我不敢再來這裡，我害怕這種溫暖且有人關心的感覺。

「謝謝。」這是我唯一一句和她說的話。再次點了點頭，我帶著受到平撫的心情、輕聲的腳步離開了那間我到現在還記憶猶新的小房間。

第一次，我感覺到上帝真的存在，而且最重要的是——

祂愛我。

說說那位讓我去團契的基督徒朋友。

我跟她不是很熟，甚至不知道她的名字怎麼寫，只知道大家都叫她小Y；我跟她同一個社團，卻在不同的小組，所以其實整學期的社課我都沒跟她講過半句話，甚至根本不知道有她這麼一個人。但我們卻因為有一個共同的朋友而真正彼此相識。我跟她感情不錯，畢業時也在彼此的畢業紀念冊上留了言，祝彼此一帆風順、鵬程萬里。

她的家庭是個單親家庭，我沒有問過她父母為什麼離婚，但她卻自己告訴我。

「我曾經以為我失去了我的爸爸，我曾經很羨慕別人有個愛她的父親。」她說。我什麼話都沒有說，因為我根本不知道應該說什麼，我知道她爸爸以前對家庭造成了什麼傷害，我知道她那時總是淚流滿面、傷心地和幾個少數朋友訴說她的痛苦。「直到我認識了基督，祂讓我知道我還有一個比誰都更愛我的爸爸。」她說，表情堅定。

「所以每當我遇到困難或喜悅時，我都會跟我的上帝爸爸說；每晚我禱告的時候，我都知道祂是愛我的。」她說著，然後看著我。「我很羨慕你認識耶穌，我才剛認識祂；我很羨慕你讀了那麼多的書，你在更早以前就已經認識祂了。」

「可是我並沒有接受讓耶穌進入我的生命。」我心裡想著。「而且耶穌是凡人。祂根本無意要創造基督教，祂只是想復興猶太教的律法，印證先知的話罷了。」這些話我沒有說出口，不過我想她大概也猜得到我在想什麼，因為她常常問我關於基督教的歷史，而我也總是抱著無神論的觀點大大方方地闡述我自己的看法。

「我爸爸對我們很不好，我跟哥哥、妹妹都很慶幸父母離了婚；我們全部都支持媽媽，跟媽媽在一起，我們過得很快樂。」她頓了一頓，然後繼續：「你知道嗎？我們全家在幾乎同一時間都信了教，我認為這是神蹟。我們每個人都在自己的世界中忙碌著，但我們卻都在這個時候認識了基督。我們沒有彼此分享我們參加團契或是去教會參加活動之類的，我們根本不知道原來我們都在失去爸爸之後同時又找回了一個更棒的父親！」她笑了一下。「有天我跟我媽說我想受洗，我們全家人才赫然發現我們竟然都在各自的生活圈中同時想加入基督教這個大家庭，同時都有了一個信仰。」

「你難道還不覺得，這是個神蹟嗎？」她笑得很開懷。

子夜，父母都已入睡。一個高中二年級的學生，很有理由因為考試而讀書讀到這個時刻。

而我明天確實有一連串的考試，「但是我該睡了。」我跟自己這麼說。

其實我並沒有讀書讀到那麼晚，大部分的時間我在發呆，恍神到一種我突然醒來就完全不知道發生了什麼事的狀態。我不知道為什麼我最近常常這樣，不知道為什麼我醒來之後枕頭都是淚水流下的痕跡，不知道為什麼我總是提不起勁去好好讀書，儘管我是那麼地希望我自己能把分內的事情做好——但我卻總是如此一事無成。

我又開始恍神，發呆，然後愣愣地看著床邊，等著我自己的幻影出現陪我；我喜歡她，儘管她從來不說一句話，但是我知道她懂我。我也清楚知道，我和她一樣，都喜歡拿著刀子自傷，而且都靜靜地不說一句話，享受血流出來的快感。我感覺不到疼痛，而是喜悅；我現在在等她，我知道她總是在凌晨一、兩點之間出現在我的床邊，但前提是我必須靜靜地等她，丟下考試以及書本。

我拿著美工刀，新買的美工刀；我常常新買刀子，確保刀鋒尖利能夠割得夠深；尺我也總是買鐵尺，以便我在找不到工具只有鉛筆盒時，能夠用鐵尺割出和刀一樣流血的印記。

我哭了，又一次地不知道為什麼而哭，我想，我是感到孤單吧？就在我捲起袖管準備劃下第一刀時，我的書桌正在晃動。

手機在響，我的手機竟然在響！這個時候有誰會找我？

我無神地看了看手機，是小Y打來的。這讓我覺得奇怪，儘管我們有對方的手機，我們卻從來沒有打電話聯絡過。我們不是同班同學，她不會打電話來問我明天是不是要考物理第幾章或是明天生物是不是要交報告，那她到底會有什麼事？我從來沒跟她借過東西，她也知道我已經清楚跟她表明我不會再去團契，而且事情也已經過了那麼久了。

「啊，你睡了嗎？還是正在讀書，我吵到你了嗎？」她問，語氣輕鬆。

「沒有，有什麼事嗎？」我問，暫時把刀子放在一旁，用右手拿著手機說著。

「也沒什麼事啦！只是不知道為什麼，我突然好想幫你代禱，我正準備要禱告，你願意和我一起禱告嗎？」

「在手機裡？你要怎麼禱告？」我有點吃驚，這是我第一次接到要為我禱告的電話，更別提這個人現在遠在好幾里之外！這樣也能禱告？

「你閉著眼睛就好了。」她笑了出來，「我想替你禱告，我就是有感覺我今晚必須替你禱告。可以嗎？」

「手機費不便宜吧？你要用手機替我禱告？」我整個傻眼了，但是我並沒有拒絕，我一直喜歡禱告的感覺，但我卻不知道該怎麼禱告。讀了《聖經》，我只學會了〈主禱文〉。我說服自己就像耶穌說的，我們所欠缺的，上帝都已經知道了。所以我只要乖乖背下〈主禱文〉就好，可惜遺憾的是，我的智慧並沒有讓我在〈主禱文〉裡面找到平靜，甚至是在〈登山寶訓〉中找到平靜。

「沒有關係啊，我就是覺得我需要替你禱告；好啦！眼睛閉起來，閉起來了沒？

我要禱告了喔！」她笑笑地催促著，我只好傻傻笑笑地答應。「眼睛閉起來了。」

「頭低下來，嗯嗯，那我開始了。」她頓了一頓，語氣突然變得無比堅定。「親愛的天父爸爸：謝謝祢給我們這一天的平安，謝謝祢讓她願意和我一起禱告，謝謝祢讓我能夠有替人禱告的能力。我祈求祢賜給她平安與平靜，我祈求祢讓她明天能夠過得充實愉快，我祈求……」

我淚水滑落，我靜靜地聽著，用左手擦去我不停落下的晶瑩。「我能得到救贖嗎？」我在心裡輕聲地問著自己。「一個不相信耶穌基督的人能夠得到真正心靈的平靜嗎？為什麼她會打電話過來替我禱告，而且就在我最需要一個人真心關懷的時刻。」

「祢在幫助我嗎？」我靜靜地想著，但是想到架上數不清的歷史讀物，想到數不清的考古文獻，我開始動搖。

「……奉耶穌基督的名禱告，阿門。」她低聲道。

「阿門。」我說，淚水流得更快。「謝謝你替我禱告。」我盡量把聲音壓平，克制住自己已經因為哭泣變調的聲音。

「不會啦，那晚安囉，我要去睡覺了。」她說。

「晚安。」我說，然後靜靜地掛了電話，看著手機，發呆。

我把手機放回桌上，關機，把美工刀放回鉛筆盒裡，瑟縮在床上，大哭特哭。

第二次，我真的相信，上帝是存在的，而且祂在我最黑暗準備放棄自己的時候，派了一個美麗的天使來幫助我。

補習完的晚上，爸爸開車過來接我回家。我坐在車裡一句話也沒說，靜靜地看著窗外，內心正努力地和我無法控制的情緒惡魔作戰。我最近都是這樣，我討厭和人群相處，我脾氣不佳又容易哭泣，我不懂為什麼我的情緒起伏會大到令我無法掌控。

然而，我並不是神話故事裡那種勇敢的武士，也不是史詩裡歌頌的勇者，我知道我很脆弱，脆弱到隨時會整個被惡魔攻陷。

但我從來沒有跟任何一個人提起這件事。

「讀書沒有讀完的時候，不要給自己那麼大的壓力。爸爸媽媽又沒有要求你一定要考到哪些學校，也沒有要求你成績要讀成怎樣……」爸爸邊開車邊說著，不知怎麼地，我內心的第一道防線瞬間失守。淚水潰堤，但我知道我不是為了讀書讀不完而哭泣，我是根本控制不了自己而流淚。

「不要再哭了，整天哭整天哭，爸爸又不是在罵你。我以前讀書也是都讀不完啊……」爸爸試圖安撫，但我心裡卻產生了強烈的抗拒。

「你以為你懂我嗎？其實你什麼也不懂！」我心裡想著，但沒有說出口。眼淚如雨不停地流著，我再怎麼掩飾也掩飾不了；我一直努力控制讓自己不要哭泣，可是這只讓淚水愈流愈快。

「拜託停止吧！」我心裡想著，苦苦哀求著。「求求你……」

「你到底是在幹什麼！叫你不要哭了！我們以前讀書也不會讀到像你這個樣子！」爸爸失去了耐性，聲音上揚。我根本不想聽他一直嘮叨，但我也止不住我不停流下的淚水……我情緒突然失控，對著我爸大吼：「我又不是生長在你們那個時代！」

「至少我們那個時代大家生活辛苦，沒有時間讓你整天胡思亂想！」我爸也對我吼道。我哭得更凶，但我並不是出於難過；我再也沒說一句話，再也沒聽進一個字，頭始終望著窗外，心思卻早已飛到了千里之外不停打轉。

「原來連你們也不要我。」我心裡想著，任由淚水繼續奔流。「那我活著還有什麼意義？反正你們還有哥哥，而我在你們眼中也只不過是一個麻煩。」我想著，開始覺得這一切應該停止。

我開始盤算著我死了以後會有多少個人難過，會有多少個人永遠記得我。「連爸爸媽媽都不要我了？還有誰會需要我？」我問我自己。

「沒有人。」我默默給了自己一個心痛的答案，於是我開始計畫我的死亡方式和一個我最喜歡的最佳地點。

要寫遺書嗎？沒有人愛我，沒有人關心我，沒有人在乎我，所以應該不需要了吧？但負責任一點，我至少得交代一下我的死因，所以我還是留了一封簡短的信給爸媽——反正你們只愛哥哥，我死了對你們來說也不會有什麼太大的差別，那就這樣吧，再見！

要跟誰道別嗎？爺爺奶奶？不行，我一去他們會發現爸爸媽媽沒來，只有我一個人來，這樣一定會被發現異狀，那就對不起他們，不跟他們說Bye-bye了。

那哥哥呢？我好想他，我應該跟他說聲再見的。可是他現在人在台北，我該怎麼去找他？我去了台北要死在台北嗎？

我該用哪種方式自殺？我應該義無反顧，我應該讓自己沒有回頭的力量，我要一次結束自己，徹徹底底地結束。跳樓吧！我一直想飛，我覺得我被關住，至少跳下去的那一剎那，我是自由的！我在飛翔，享受真正自由的感覺。

那我要怎麼離開我的爸媽去自殺？啊，明天星期六早上要補習，我去點個名然後蹺課，老師就不會打電話回家說孩子沒去上學了，而我也就有辦法逃離這個世界，真是太棒了！

我應該帶些什麼東西走？我想，只有回憶了。我有滿滿的日記，我把它們全部塞進明天補習要用的書包，把課本一本一本丟在外面；我撬開了我的撲滿，看看裡面有多少錢、夠不夠我明天上台北去找哥哥。嗯，幾千塊，應該是沒問題了。

那自殺地點呢？我還想去哪些地方嗎？旗津，我好想去旗津。那是我第一次和同學一起出去玩的地方，我好想再去一次。雖然我是高雄人，但我就是突然好想去旗津。上次我們是怎麼去的呢？坐公車，在校門口。對，就是坐公車！那我得先回學校才行，坐車過去，如果想跳海也不錯。

全部準備妥當了，明天，我就死了；今天晚上，流著淚睡著了。

就跟我的計畫一樣，一早，我揹起了最後陪伴我的死亡背包，坐上我爸的車去補習；點了名，然後落跑。

我走到火車站前的公車站，我該坐哪一台公車？時間還早，我可以好好地逛逛，那就隨便選一台公車坐吧！

我選了後排靠窗的位置，一個人坐在公車裡，看著我再熟悉不過從小成長的城市的街景。「這會是我最後一次看到它們了，我要好好把這些記在心裡。」我想著。我把手機關機，因為我知道如果中午我沒有出現在補習班的門口，我爸媽一定會開始打電話找人，而這不是一個讓我能夠順利自殺的好途徑。

換了三台公車亂晃，我回到已經陪了我兩年的高中校門。但是要搭哪部公車去旗津？我愣住了，我竟然沒有算到我不知道要搭哪部公車去旗津！

我打了電話給同學，她住校外，我想她應該知道要怎麼去吧？

「你知道去旗津公車要坐幾號嗎？」我問。

「不知道耶，你現在要去旗津？大中午去那裡幹嘛？你要跟誰去？」她問，霹靂啪啦地丟了一堆問題給我。

「你怎麼了？等我一下，去我宿舍門口，我去找你。」她說。

「喔……」這是我唯一能做的答覆，不然我還能跟她說什麼呢？

「自殺前再看看她也不錯。」這是我給自己的安慰。

我們一見面就擁抱，「你怎麼了？」她問我，但我實在不知道她為什麼會察覺我有問題，像是準備要去自殺。

「沒有啊，我只是想去旗津。」我說，顯得有點不安。

「你爸媽知道你在這裡嗎？」她問，而我聳聳肩。「不知道，我早上蹺課了，坐著公車到處亂晃，但是我現在卻不知道要怎麼去旗津，我想去那裡。」

「你蹺家？你要去那裡做什麼？跟我回房間！」她拿鑰匙開了門，直接把我拖進了她的宿舍。

「寶貝，跟我說你怎麼了好嗎？」她和我併肩坐在她的床上，溫柔地問我，於是我開始哭泣……

「我想死……」我崩潰了，在她的面前，我一五一十地把我心裡所有的話都說給她聽。

邊哭邊說，然後我就累到了睡在她的床上。她沒有喚醒我，沒有打給我的父母，她唯一做的一件事就是在旁邊靜靜地陪伴著我，直到我不知何時又突然驚醒。

「我幫你打電話回家，好嗎？」她說，很溫柔地看著我說。

「我不想回家。」我說，我又哭了。「他們不愛我。」

「他們在找你，寶貝，你可以留在我這裡，但是你應該讓他們知道你在這裡。如果他們報警去找你呢？」她摸摸我的頭，柔聲地安撫我。

「嗯……」

「你有什麼話是不想讓我跟他們說的嗎？」她問。

「沒有，你想說什麼都可以。但是可不可以請你去外面講電話？我不想聽到你們說了些什麼。」我說，聲音微弱。

「傻孩子。」她拍拍我，拿了我的手機走出她的房間，而我則拿枕頭蒙住頭倒在床上縮成一團，就像嬰兒在媽媽肚子裡的那個樣子。

晚上，父母送我的換洗衣物到她的宿舍，她替我下去拿了衣服；我一個人躲在樓上，不敢面對我的爸媽。

洗了澡，她走過來，幫我用吹風機吹了頭髮，拉開被子讓我躺下休息。

這一天，上帝派了一位天使，拯救了一個垂死的生命，而且讓她重新燃燒復活得比以前更美。

「寶貝，如果你想死的話；我不會阻止你，但你至少得先跟我出去吃點東西，我肚子餓死了。」逃家跟同學住在一起的下午，她這麼跟我說著。

「嗯……」我點點頭，然後跟在她的身後等她鎖門，陪她到附近隨便一家便當店裡吃了晚餐。

「她不會阻止我？」我心裡覺得有點奇怪，但卻也開心地覺得她真是我認識的最「貼心」的人了。

回到宿舍的房間後，她跟我說了她的故事。

「我不會阻止你去自殺，但我必須跟你說，那對愛你的人相當殘忍。」她說。「我從來都沒有跟別人說過我有哥哥，我一直都只說有一個姊姊，她大我十幾歲，我的大哥跟二哥和我年紀相差更多。」

我一直靜靜地聽著，沒有說半句話。我知道她和她姊姊的感情很好，她幾乎可以說是她姊姊一手拉拔長大的。

「我的爸爸、兩個哥哥，他們都死了。」她說，講得平靜，就好像在念課文一般，不帶絲毫的感情。

「你很難過？」我問，現在回想起來，我怎麼會問那麼愚蠢的問題。

「一點都不會。我大哥從小就有罕見疾病，他脾氣一直很壞，對我媽媽跟姊姊都大吼大叫的，但是他卻異常地疼我。」頓了一頓，她繼續說：「每次只要我大哥生氣，他們就會叫我去找我哥，我愈大愈生他的氣，因為他總是讓我媽媽跟姊姊如此傷心。」

「我恨他；儘管我恨他，我對他很壞，我會大吼罵他，但他還是很疼愛我。不管我怎麼對他，他還是很疼愛我。」

「我跟我媽說，只要我考上這裡，我就要搬出去住，這是我的交換條件；我不想再跟我哥哥住在同一個屋簷下。」她看著我，然後把說話的速度放得更慢。「我不想回家，我討厭看到他，雖然每次我回去，他都很高興。」

「高一的時候，他在我家吐血死了。」

「你很後悔？」我說，我聽了心裡覺得很難過，我想她應該比我更加心痛百倍。

「一點都不！我很高興我媽終於脫離他了！」

「可是他那麼愛你。」我感到非常驚訝。

「我爸在我幼稚園的時候得癌症走了，我還記得那天我去看他的時候，我還好高興今天總算可以看到爸爸了，特別穿得漂漂亮亮的。」她停了一下。「因為我爸在北部看診，所以我有好長時間沒看到他了。」

「大家都很難過，除了我以外，因為我根本什麼都不懂。然後他就走了。」

「小學二年級的時候，我二哥死於車禍。」她說，沒有任何的哀傷。「我幾乎每年都在送他們離開，我已經習慣了。」

這種事要讓人習慣，這到底是要痛心到什麼地步才有這樣的體悟？

「你媽好堅強。」我說。

「我很愛她，我很珍惜她在我身邊的時間；我不會難過我所失去的，因為那些再也回不來了。我只關心我現在能夠掌握的。」她說。「所以我好愛我的媽媽跟姊姊，我好珍惜跟她們在一起的那種感覺。」

「如果你選擇自殺，那我不會阻止你；如果你覺得那樣對你比較好的話。」

「難道你真的不會想他們？」我說，我心裡在想，天哪！那是你的家人啊！你們是一家人。

「父親節的時候，我哭了，因為我發現每個人都在打電話給爸爸祝他們父親節快樂，而我卻沒有爸爸可以打那通電話。」她回憶著，「我不知道為什麼我會哭，但是我就是靜靜地流了幾滴眼淚；我好羨慕他們。」

我抱了抱她，兩個人躺在床上再也沒多說什麼話。

那一晚，是我那陣子唯一一晚擁有如此強大的安全感而能平靜入睡的夜晚。

當時的我還沒有見過上帝，但是在我身邊，上帝已經派了好多好多的天使過來硬是拉著我向上飛翔；在我的生命中，他們就是我最美的天使。我想到了德蕾莎修女說的一句話：「若我有一天成為聖人──我定會是『黑暗』的聖人。我將長時間不在天堂──而在地上為活在黑暗中的人亮起他們的光。」

是你們，為我亮起了生命中的光。

CHAPTER 8

手足，一輩子的依靠

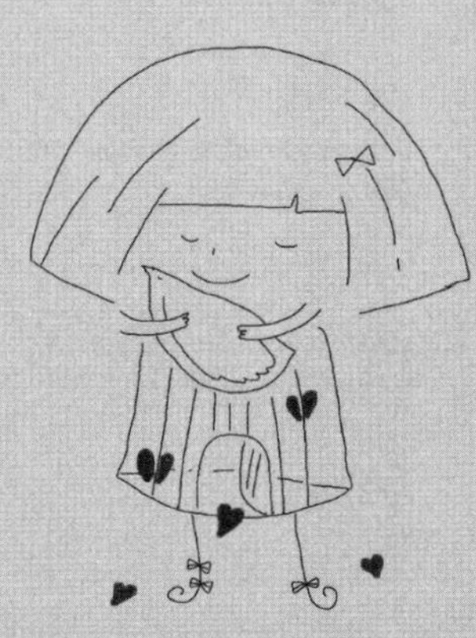

我的哥哥似乎永遠都無憂無慮，記得當時他要考高中，爸爸擔心他緊張，卻看到他早已呼呼大睡。

「你都不緊張嗎？」爸爸問。

「我要怎麼緊張啊？」哥哥說，臉上充滿了疑惑。「可是我就是緊張不起來耶！」抓了一下頭，他傻傻地看著爸爸。真不知道該說他是個性憨直還是神經大條，或許也因為如此，他過得比一般人都還要快樂吧？

哥哥從小似乎就不會生氣，小時候跟他吵架，他過個幾分鐘就可以開開心心地跑來問我要不要跟他一起去超商買東西吃。在他上大學以前，我從來沒有把他當成是我哥哥，在我心中，他更像一個塊頭比我高很多的弟弟。我和哥哥剛好差了三歲，當他考大學時，我正好也要參加高中升學考試，而那年他的考試時間比我早大概一個多星期。所以當他考完試後，正是我最緊張的時刻。我想，一般的哥哥應該都會鼓勵自己的妹妹吧？至少也會給她更多的空間讓她好好讀書不要吵她，但是我哥卻恰恰相反。每天每天，他總是開開心心地跑來我房間跟我講話，我怎麼趕也無法把他趕出我的房間，把我氣得要死。下次學乖了，在哥哥進來前就把房門上鎖，結果我哥更妙，他也不覺得無聊，就一個人坐在我的房門口開始唱歌，而且還是以一種非常五音不全的方式大聲唱著：「我是胖虎，我是孩子王……」

記得有次爸媽不在家，我的房間裡不知怎麼地跑出一隻小蜘蛛，把我嚇了好大一跳。緊盯著蜘蛛的我開始對著樓上的哥哥大喊：「哥哥！我房間有蜘蛛，你趕快下來幫我打啦！」「你就衛生紙沾點水打一下牠就死了啊。」我哥說，回答得挺輕鬆，完全沒有要離開他的電腦下來拯救我的意思。「我就不敢打啊，你不會下來打一下喔，在那裡講話的時間早就打完了啦！」我說。「你以為你不敢打我就敢打啊！」（附帶一提，當時哥哥已經讀大學了。）

大學一年級，我開始感覺到自己身體不太對勁時，我跑去找哥哥，拉著他到一旁，流著眼淚跟他說：「哥哥，怎麼辦？我好像又跟以前一樣了……」（我期望著哥哥會抱著我，安慰我沒事，然後幫我打電話給爸媽並在隔天陪我去看醫生。）

「那那那，我要怎麼辦啊？」我哥說，一臉呆滯地看著我。我想看到這種情形，就算鬱症再嚴重大概也會大笑吧？儘管如此，在去看病之前，我還是把我的情形都告訴我哥，雖然他什麼忙也幫不上，甚至不知該怎麼緊張，但他是我的哥哥。我知道不管怎樣，儘管他的課業再忙，當我真的需要他時打電話給他，他總是會陪著我。

因為我知道在他的心中，我也是他唯一的妹妹。而且真的，在我需要他的時候，他就過來陪我，帶我回他的宿舍；當醫生宣布我要住院的時候，他也是這樣騎了機車趕到醫院，沒說什麼，就是陪我。

我唯一的哥哥，唯一的手足，一個沉靜但卻有力的依靠。

CHAPTER 9

二十歲以後

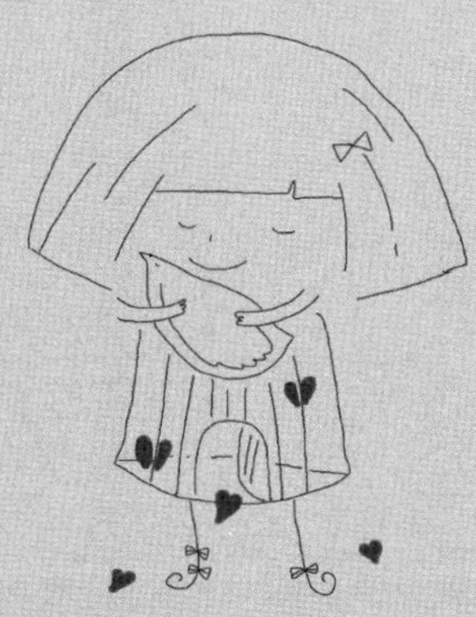

往返北高成了我生活的一部分，為了看診，我必須常常回家。我很希望這只是一場夢，醒了之後笑一笑告訴自己這不是真的，但是一點用也沒有。因為當我一下床，看到桌上擺好的開水及藥物，我就知道這才是真實。

有的時候拿起藥的當下，我真想哭。我知道這不是什麼不治之症，但一個人的情緒只能藉由藥物控制，和機器有什麼兩樣？要笑的時候，不是因為躁症，而是因為我自己真正開心想笑的時候，我發現我笑不出來，我開心不起來；看到小說或電影動人的時刻，我想哭，但心如止水，不會淚流……這樣子的我，還是我嗎？吃了這些藥，我真的變得正常了嗎？

鋰鹽、帝拔顛、癲通、金菩薩、思樂康以及各種各樣的第二代藥物我都吃過。有些藥吃了以後我全身抽搐，和我住在一起的室友被我嚇到躲得遠遠的，因為我的手整個顫抖，臉部肌肉扭曲。有些安眠藥吃了以後，我早上無法起身，需要父母攙扶，因為我頭重腳輕，四肢無力；頭暈、頭痛，眼前的世界像轉動的地球儀。傷害最輕的，讓我的生理週期再也不正常；看不見的傷害，是抽了血之後發現肝指數GOT、GPT從正常開始飆高、甲狀腺的TSH異常……原本害怕打針的我，現在見到針頭已經不再恐懼，因為例行性的抽血檢查已經讓我麻痺。吃藥後，我不能像以前一樣遠遠地的把垃圾丟進垃圾桶，因為我的距離感已經失準。反胃、拉肚子、腸胃不適成了最平常不過的一件事，不過還好現在已經逐漸改善。最讓我無法忍受的是突然抽筋，每次每次只能抱著抽筋的部位咬牙強忍，因為總怕喊了痛之後父母更加心疼。很多人說，二十歲，人生才正要開始。但對我而言，二十歲，我是多麼想生命就在此刻終止。

我不知道生命對我而言還有什麼意義，我根本找不到繼續往下走的動力。生活如同行屍走肉，活著也只是為了別人而存在。每天吃藥彷彿不時提醒自己未來沒有希望，我根本不想聽醫生所謂的「固定吃藥維持穩定，能夠維持正常生活，也算是一種治癒」的說法。夜晚，瑟縮在床上的我再次遠離人群，呼吸僅屬於自己恐懼的氣味。噩夢持續糾纏著我，而我貪婪地享受那些恐懼作為對自己的懲罰。

如果不是有人告訴我，當我睡著時身體都在發抖，我永遠也不會知道我的恐懼竟然已經蔓延了我全部的心靈。

二十歲，好多次我以為自己好了，正為自己就像個正常人一樣而開心不已時，卻突然陷入低潮。我不畏懼流淚哭泣，這至少讓我覺得我還像一個人。我最厭惡的是，當我明明是如此難受，卻怎麼也哭不出來；我割手，愈割愈深，愈割愈長，卻愈來愈沒有辦法減輕我的痛苦。這讓我慢慢地覺得我不像一個活生生的人，至少我的心，早就已經死了，而且死了很久、很久……

躁期，我的人生再次充滿了希望、計畫、美麗的未來……我多麼想有一個不靠藥物就能讓自己心情平靜的夜晚，不會看到各式各樣恐怖的幻影——我自己的影像，殘殺著自己；不會看到一幕幕發狂的憤怒攻擊，傷害我身邊摯愛的家人朋友……有寫日記習慣的我，因為這些畫面而不敢再次提筆，因為我根本不想記得這些充滿血腥而不理性的「想法」，而這些竟然都是從我的腦袋中出現的「想法」，這真的讓我好想哭；我為什麼會是這樣的一個惡魔，有誰能給我答案呢？

很多時候我恐懼我還活著，是因為我好怕哪天我會分不清是真實還是虛幻，真的像我看到的那些影像一樣傷害了我最摯愛的一切。高中的時候我問過我的輔導老師，會不會哪天，我真的那麼做了？因為我根本分不清楚哪個時候是真，哪個時候是假。說真的，直到現在我也還分不清楚……我不怕我失手殺了自己，但我怕我失手傷害了別人，而那些人往往是最關心我的。畢竟只有真正關心我的人才會一直陪在我身旁，不是嗎？

不管我的手上是否拿著刀子，眼神是否流露著凶光，他們都不會離開……

我知道我失控的時候多麼沒有人性，有次我怒吼把我的朋友推倒，我才瞬間清醒發現我多麼像頭失控的野獸。

「天高地迥，覺宇宙之無窮；興盡悲來，識盈虛之有數。」我的情緒是否也是如此？如果已是定數，我是不是該學習接受，而不是一味地逃避放縱？我不是聖人，寫不出什麼了不起的長篇大道；但二十歲，或許是我該學習重新去愛自己的時候了。

每個人都有他存在的意義，或許我的存在，就是被創造來體會這種不舒服，但卻又還有能力稍微控制住自己，寫出這一點點不盡完美的文章，我只能這樣安慰自己。

我想起十九歲快滿二十歲時的恐慌，我不知道我該不該活下去，但我活下來了！經歷了兩次幾乎要被強制住院的風暴，經過了無數次的吃藥換藥、抽血檢查；走過了一開始吃藥連站起來都沒有辦法，睡醒下床就整個人跌倒在地，但卻連呼救的聲音都發不出來……

現在的我，的確是該學習珍惜的時候；還有，學習接受，同理那些跟我們一樣有無數說不出感受的朋友。曾經看過一本書叫《請聽我說》，那是一位自閉症朋友寫的書，告訴了我們他們的世界；是他教導了我，原來向人揮手時，手心卻只會朝向自己不會朝向別人有多麼無奈，是他把他的故事寫出來，讓我們多多少少認識了他們這群永遠無法敞開心房跟別人有所互動的天空。二十歲，我在我心中許下了好多好多的願望，蠟燭吹熄的那刻，最後一個願望，我現在正在做，也正在學習，但我不能說，因為我希望這個願望能夠成真！

如果你耐著性子讀完了這些不健全、不成熟的文字，那我要謝謝你，因為你也替我圓了一部分的夢，因為至少又多了一個人，多多少少了解我們的心理——一個躁鬱症患者說不出的痛苦以及渴望被社會接納的期盼、一個徬徨無助的青少年走過的漫漫長路，雖然只有短短幾年，但卻好像永無止境的黑暗；還有最重要的，好多好多的天使，在我的生命中，替我點了一盞燈，儘管光線微弱，但讓我總不至於迷路，我要記得他們，也謝謝你，讓我永遠記得你們。

如果有一天我能夠誠實地告訴我周遭的人其實我不是因為我的身體哪個器官怎樣，哪個數值有問題，所以必須常常往返北高做檢查的話；如果我能夠不再活在一個虛構的謊言中，而所有的人都不會排斥我，不會再有老師看到我像在躲瘟疫的話，那真的就太好了！

CHAPTER 10

因祂受鞭傷，我們得到醫治

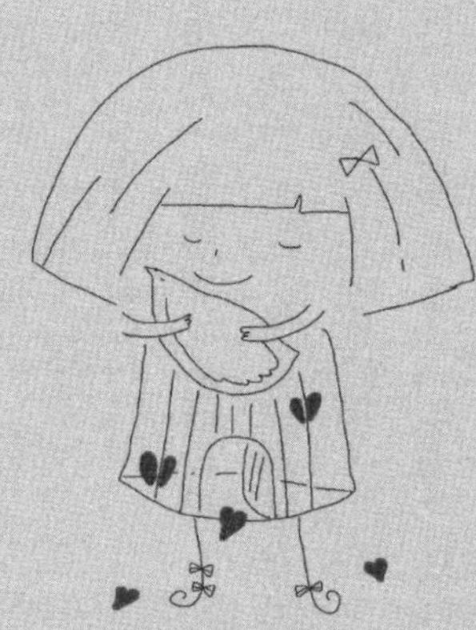

那天我情緒完全失控，我知道我快把自己殺了，最後一絲理性告訴自己——我必須向外求援。我一直在哭，我全身不舒服，我的胸口快要爆炸，我的腦袋疼痛卻活力充沛；我好似不屬於自己的身體，一切的一切都是如此瘋狂。我上網查了無數的電話希望能夠得到幫助，但大部分的單位都已經休息。半夜，我只剩自殺防治專線可撥，可是不管我在這兩個多小時裡試了幾次，電話永遠都是忙線。最後，絕望之下你只能留下你的手機號碼，期待有人會打來關心，但事情並不總像我們想像的一樣令人滿意。

稍早前我打給我的醫生，哭得歇斯底里；我問他要怎麼辦，可是他人在高雄，除了安慰，並不能給予我什麼實質的幫助。時間晚了實在不適合擾人休息，於是我只能自己在學校角落崩潰大哭。

看到宿舍抽屜裡自己一點一點「儲存」起來的安眠藥，稍微看過一些資料，我想劑量應該足以致死。朋友放心不下我，打電話過來關心，因為不久前我才跟他們說我要自殺與他們道別。好友一邊在電話的那端安撫我的情緒，一邊拜託我明天早上去看醫生，而他會陪我一同前往。僅存的理性讓我答應了他的要求，一晚沒睡的我等到清晨六點就在醫院抽了號碼牌等待八點的掛號及九點的看診。

這天早晨我已經擦掉了眼淚；不似前晚的失控行為，但意志卻更加堅定——「除了自殺，再也沒有別的方法可以解脫；縱使自私，卻也沒有其他更好的辦法。」當你自己都已經放棄你自己，就不要指望世界還會在乎你的存在，至少當時的我是這麼認為的。回想起爺爺過世的那天下午，我去看了爺爺最後一面，走出醫院時，天空也沒有因此改變；從那個時候我就深刻體認到，就算少了一個人，世界還是會照常轉動。

精神科第一次看診總是要問許多問題，問什麼我答什麼，三不五時就再加一句「反正我又不想活，我想自殺。」等諸如此類的「告白」。醫生很納悶，問我：「那你為什麼還要過來看診？」

「看看有沒有藥吃了會讓我胸口舒服一點，因為真的很不舒服。」我說，回答得很輕鬆卻精神疲憊，我已經很久沒有睡眠，情緒則處於有點暴躁的階段。但是要死我也不想死得那麼不舒服，如果有藥可以讓身體舒緩點再死似乎是更好的選擇。

「那你住院吧！」他說，然後轉頭請助理跟護士拿了住院的同意書等等的給我。

「我不要住院啊！」我說，而且誰想被關在監獄裡？基本上對我而言，精神病房根本就像監獄。

「你一直說你想死，出去自殺了那怎麼辦？一個人在我面前一直說他要自殺，難道我就放他出去死嗎？就住院吧！」醫生很堅持，而我也沒有再多說什麼。院方當時已經通知了我在台北唯一的親人——哥哥，來到現場。原則上家屬同意後，我下午就得住院。依照醫生的說法，總不可以讓我突然人間蒸發吧？由此更可推證那裡真的如同監獄般的不自由。

朋友在旁邊陪著我，什麼話都沒有說，但默默表示會陪我去看病房；下課後有空也會過來看我，叫我不要擔心。

我心裡根本就不想理會住不住院的問題，只想死。哥哥打了電話通知爸媽，他們希望我回高雄住院而不要在台北；我根本懶得跟他們講電話，只是對他們大吼，事實上我也忘了我究竟對他們說了什麼，大概是說你們也不接受我生病或需要住院的事實吧？然而當時現場那麼多人，要死極為不易，於是我跟他們說，至少要讓我回宿舍收些衣物吧？

這個問題對他們來說比我要去自殺好處理得多，於是我馬上就回到了學校女生宿舍，也擺脫了哥哥讓他回去。朋友陪我上來房間，我跟他講了很久我沒事請他回去；臨別前他不斷看我，我想他心裡一定帶著很多的擔心才離開吧？或是說他可能也知道我並不是像表面上看起來的已經「不想死」且不需住院了。

所有人都離開了，就剩下我一人；打開了抽屜看了那些安眠藥，想說晚上再來吃吧，這樣睡死了，室友也比較不會覺得發生異狀。頭實在痛得非常厲害，受不了的我只好躺在床上休息，不久也昏昏睡去。到了傍晚，我被室友叫醒，他們顯然很擔心我怎麼從中午一直睡到晚上都沒有醒來，問我要不要吃點東西。此時的我卻發現自己正在高燒中，除了前幾晚失眠造成的頭痛，現在又多了感冒的頭昏。然而星期六的夜晚要去看診也來不及了，全身無力的我，倒在床上再次陷入昏睡。

連續高燒三天，別說想自殺了，連起身的力氣都沒有。但在這幾天的昏睡中我卻一直感覺有股溫暖環抱著我，彷彿我是剛出生的嬰兒一般受到憐愛。恍惚間我看到一個身影，不是很清楚，但卻靜靜地對著我的心說話。祂讓自認為已經一無是處的我看到自己的價值，鼓勵我去做許多我以前從未想到的事，祂讓我重新看到一顆純潔的心。就在這個時候我突然充滿體力，我起身下床走到書桌，不知道為什麼下意識拿起了角落幾乎從未打開的《聖經》。隨意翻開，頁數停留在詩篇第四十一篇，我瞥了一眼，馬上淚如雨下……

「他病重在榻，耶和華必扶持他；他在病中，祢必給他鋪牀。」

從那一刻起我的生命得到醫治，起伏不定的病情也在那天之後趨於穩定，而我也在神的帶領下去了教會，一個月後受洗成為基督徒。醫生說，他在我身上看到神蹟。

我並不是出生在基督教家庭，我們家是逢年過節都要在家裡拜拜的，有時也會去廟裡。我的書架上之所以有《聖經》，只是因為我認為要了解西方文化一定要對《聖經》有所涉獵罷了！然而，主親自讓我看到了祂的愛，儘管我連禱告都還不會，祂就用愛醫治了我；儘管我還沒有打開心裡的那扇門，祂就已經走入我的生命。祂拉著我，帶我脫離了死蔭的幽谷。

我還在持續吃藥，但情緒卻已不會再那麼大幅起伏了，最多也只是偶爾有些輕躁的現象。我好多的想法跟觀念都一點一點改變了，甚至開始參加許多志工活動，希望能為這個社會多做些什麼。我第一次帶的志工活動，是個陪伴孩子兩天的成長營隊，點心時間突然有個小男孩拉了我的衣角，問我說，吃餅乾要不要禱告呢？我問他說，你是基督徒嗎？他點點頭很大聲地說對。這可為難我了，因為這營隊不是教會的營隊，而我也是個才剛受洗，連《聖經》都沒讀完的基督徒，自己都還不會禱告，怎麼幫他禱告啊？心裡納悶著你這孩子怎麼會挑上我呢？我哪裡看起來像是個教徒了呀？可是孩子就這樣天真地站在那裡一直看著你，硬著頭皮也只好握起他的小手閉起了雙眼禱告。我想扣除「親愛的天父」跟「阿門」以外，我大概也只講了兩句話吧？不過孩子卻很喜悅，開心地吃起了點心，完全不介意我說了什麼奇怪的禱告詞。那刻心裡很受感動，主親自用祂的方式在牧養我，帶領我繼續成長，感謝主！

我並沒有責怪過上帝為什麼要讓我在最璀璨的大學生涯放了躁鬱症這個病痛在我的身上，相反的，我想主是希望我因為這場病重新去認識這個世界。以前，我從來不會覺得平凡的生活有多麼美好，但在得到主醫治後的那幾天，我幾乎每天早上起來都感動得想流眼淚。沒有噩夢的侵擾，能夠一覺舒舒服服睡到天亮而且甚至不用藉助藥物，這一切是多麼值得珍惜！生病時沒辦法把課本的知識記到腦中，才讓我知道有些孩子的學習是那麼辛苦。最直接的，當已經生病的我們在醫院時受到其他診間患者的指指點點，那種歧視我想我永遠也忘不了！當我請假跟老師說我有躁鬱症必須看醫生時，老師馬上後退三步叫我離開的畫面，讓我難過得差點落下眼淚。我再也不會像以前開玩笑罵人是「瘋子」或是「神經病」，因為我終於懂了作為一個患者與他親朋好友的沉重與悲傷。這場病就像一場夢，但卻也讓我重新認識了這個世界。

還記得第一次去教會參加主日崇拜跟著大家一起唱詩歌時，我的眼淚完全無法克制地一直落下。神愛世人，但祂的愛卻又很特別，會讓你相信你是那個唯一而且是最受關愛的，彷彿祂把一切的愛完完全全地放在你身上。我很喜歡讀歷史，以教會的眼光來說，我可能看了為數不少的「異端」或是「偽經」。每當我翻開《聖經》，我都會想到那些考古資料對此段經文的「解釋」，常讓剛受洗不久的我心裡受到不小的挑戰。然而我確實被醫治了，理性與感性的拉扯，對我帶來了不少的困擾。

「歷史上的耶穌，宗教上的耶穌，和我心裡的耶穌，都是不一樣的。」回去找中學導師時，他說，「重要的是你心裡的耶穌。」

我心裡的結馬上被打開了；重要的是我感覺到、我聽到、我看到了有個神愛我，並且用愛醫治了我。不管其他人相不相信，但在我心裡的那個基督，已經給了我一個全新的生命。

主耶穌說：「我留下平安給你們，我將我的平安賜給你們。」感謝主，平撫了我的心靈，使我的心靈不再乾枯；重新賜給了我一顆喜樂的心，讓我得著更豐富的生命！

我永遠不會忘記主醫治好我的隔天清晨，我起來大口地深呼吸，看著太陽，眼淚在眼眶裡打轉……原來能夠平凡的生活，每一天擁有心靈上真正的平靜與喜樂，是主所給予多麼大的恩典與幸福！

CHAPTER 11

無盡的愛

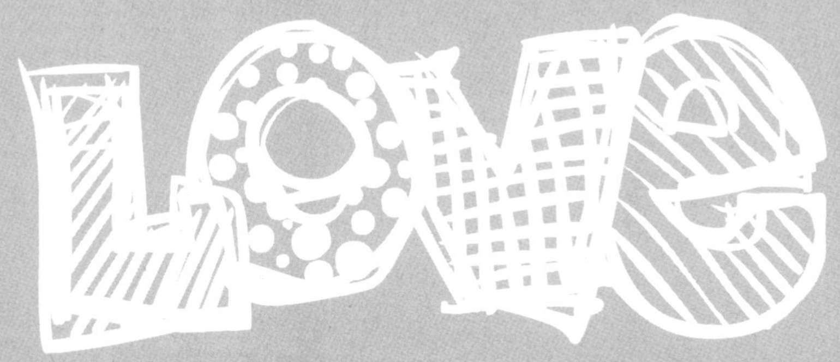

親愛的媽咪：

還記得剛上大學的時候，我總是每星期寫信回家，告訴你跟爸爸我在學校學了些什麼、做了些什麼、有什麼事對我而言是新奇有趣的。一個人從南部到台北求學，對我來說，一切的一切都好特別；但對你們而言，我想是有點孤單寂寞的。畢竟我是家中最小的孩子，孩子突然間都離開父母身旁，我想你們喜悅中多少也帶著些不捨吧？

你跟爸爸為了回我的信，兩個人年紀加起來超過一百歲了，還跑到文具店買那種給小女生用的信紙，但信封卻還是古板地用了傳統直式的標準信封。一開始我會寫信回家，只是想讓你們覺得我仍然在你們身旁陪著你們，而不會有下班回家後沒有孩子落寞的空虛感；我從來沒有想到你們也會開始寫信給我，而且每封信裡都充滿無限的愛與關懷，給我好多生活中的鼓舞。來到台北讀書後，最想念的，是你巧手變出的整桌好菜；最懷念的，是你喊著我寶寶，抱著我、親著我的臉頰，告訴我你有多麼地愛我。以前在家時我都不懂得珍惜，我想每個孩子總是要在離家之後，才懂得父母在身邊的可貴吧？

我的信總是報喜不報憂，因為我不想要你跟爸爸擔心我。大學，我交了很多朋友，但卻沒有一個是我願意敞開心胸說心裡話的。就這樣，我的情感只能抒發在日記裡。大一上學期才過不到一半，我就再也無法控制我自己的情緒。我會突然很亢奮，突然又非常悲傷，但卻都找不到理由。最痛苦的是，我還必須在寫給你們的信中假裝著自己過得很快樂，原本應該是充滿喜悅的文字，現在卻常常邊寫邊伴隨著淚水。我求助於學校的輔導室，他們卻沒有給我應有的幫助。

就這樣，我一個人孤獨地上網找醫生，孤獨地搭公車迷路了三小時才找到診所，孤獨地一個人聽著醫生的判決；沒有家人的陪伴，只有數十顆的藥塞滿了藥袋、建議住院的診斷證明，以及病歷上「快速循環型躁鬱症」這幾個字壓在我一個剛滿十八歲本該有很多夢想的大學生身上。

但你跟爸爸終究還是要知道的，那一刻，我知道你們的心都碎了。

我幾乎無法讀書，請了幾星期的假，差點要住院休學。你陪我跑遍了各家大醫院，聽著無數次同樣的結果；看著我，你的女兒，不是因吃了藥睡一整天，就是整天哭泣，抑或是拿著美工刀自我傷害。每天，十幾顆的藥丸，你邊拿給我邊流淚；看著我因為藥物的副作用全身抽搐顫抖，你卻怎麼也開不了口叫我不要再吃了，只能躲在房間裡一個人哭到整個眼睛都是腫的。但你從來沒有放棄我，你比任何一個人都努力地在為我奮戰。你可以很快地背出我每顆新吃的藥的副作用以及必須注意的事項；

求診的時候，你可以對每個醫生背出我何時第一次看診，什麼時候吃了這顆藥，而幾月幾號又換成了那顆藥。這些連我都無法記得的細節，你總默默地刻在腦中，烙在心頭。陪我看精神科病床時，你看到床邊的手銬腳銬，強忍著淚水。媽，我好感謝你一直陪在我的身旁沒有撇下我，也好自責覺得好對不起你。我是一個那麼想把微笑留在你臉頰上的孩子，卻為你帶來了最多的淚水跟痛苦。媽，謝謝你；還有，一句我永遠說不盡的對不起。

我們的信件往返就這樣停止了；一來是我不需要再偽裝了，二來是我再也偽裝不了了。

沒有你跟爸爸無條件的愛，我真不知道我是怎麼撐過這兩年的。滿手的疤痕，滿腦子的自殺意念，但我還是活下來了。而且就在那天我準備好要吞下我預藏的整罐安眠藥的時候，我忽然地倒下了；我發了高燒，卻看見了主拉起我的被子替我蓋上，而我也從此得了醫治。

媽咪，你知道嗎？我真的感覺到了，而且連續三天！那整整三天我倒在床上，都感到有一股力量在扶持著我。甚至有聲音告訴我，這世界還有我存在的價值。我的生命就在那三天完全地改變了，而且痊癒了，不只是身體的痊癒，還有心靈的痊癒。我不再看到幻影，不再用刀自傷，而且我的心中充滿了平安與喜樂。是主帶著我來到教會，而且就在我一翻開《聖經》的那刻，我就看到了這麼一段話：「他病重在榻，耶和華必扶持他；他在病中，祢必給他鋪牀。」那一刻，我真的哭了，但這次不是因為鬱症，而是從我心中真正流出的淚水。

家裡沒有一個人是基督徒，你跟爸爸卻堅持上來看我受洗，我真的好開心！你在聽我說見證時哭了，我也哭了，爸爸也哭了。我想這是因為過去將近兩年的躁鬱症把我們都折磨得很脆弱吧！現在看到我重獲新生，我知道這是今年母親節給你最好的禮物了！而且你再也不需要擔心我了，因為我現在再也不是孤獨的了；我禱告，把一切交託給天父，而且我知道，主永遠都會在那裡垂聽我的禱告，給予我勇氣及力量，因為我是祂親愛的孩子，也是祂寶貝的孩子。

媽咪，你知道嗎？我又開始寫信給你了。昨天，我悄悄地把信投入了信箱，你跟爸爸收到應該會覺得很開心吧？因為我現在總算又有能力跟你們分享我的生活。感謝主！每天賜給我平安喜樂的生活，這是我生病時永遠不敢奢望的一切！每天都能過平凡的生活，真的好棒、好美！

媽，我想，我現在最希望的，就只有每天禱告：每天為你跟爸爸禱告，祈求主進到你們的心中，使你們回轉向主。以前我覺得很奇怪，為什麼基督徒那麼愛傳教？媽，你知道為什麼嗎？我想我現在知道了。因為耶穌的愛，讓我們愛人；因為我們得到真正的祝福，有了心靈真正的平靜，所以我們才會想把這一切分享給身邊所有的親朋好友。我們不是為了想傳教而傳教，而是因為愛，所以我們想把這一切分享出去。

媽咪，如果哪天我可以去教會參加你跟爸爸的受洗，我想我會感到無比的喜悅！媽媽，我可以期待那一天嗎？

最後，媽咪，我好愛好愛你！雖然我常常會跟你鬥嘴，但是我還是好愛好愛你！我好愛你總是跟我說你好想我、好愛你總在我從台北南下一出車站就伸出雙臂衝過來緊緊摟著我、好愛你總是在餐桌上變出各式各樣的驚喜給我、好愛你像孩子一樣纏著我要我陪你睡、好愛你因為我喜歡小娃娃，就親自做了好幾個小動物娃娃吊飾給我，雖然有隻老虎的頭還傻傻地縫反了沒有發現。

媽咪，謝謝你！謝謝你為我做的一切，不管是我生活中的大小事，你總把他們安排得井井有條；謝謝你在我病中，無悔地付出、無悔地包容、無悔地接納。媽，謝謝你！願我未來能夠好好服侍你，就像你為我做的一樣。也感謝主，把你這麼一位美麗的天使送給我作我的母親。

給親愛的爸爸：

小時候喜歡聽你講睡前故事，因為你講的故事永遠跟故事書不一樣。你會裝故事裡的角色來逗我跟哥哥笑，會把故事愈講愈遠，講到最後我們笑成一團，也不知道結局到底發生了什麼事。稍微大一點，喜歡趴在你的肚子上睡覺，覺得躺起來軟軟的且帶著份安全感。上小學，每天開車接送我的你，會讓我在上車時親你臉頰一下；有一回，我發現親在你耳朵附近，你會不自在地起滿雞皮疙瘩，讓我覺得新奇而有趣。從那一天開始，想辦法讓你脖子手臂都長滿雞皮疙瘩成為我最大的目標；當然，我想那還是因為你仍像從前一樣在逗我，假裝著很害怕我來親你讓我開心吧！

小時候，什麼都不懂，天天都開開心心的，真好！

生病以後，你上來台北接過我回高雄幾次了呢？大一要放寒假時，你上來接我，陪我一起坐高鐵回家；那是我確診後第一次回家，你在車上跟我說，累了就先睡一會，儘管精神上帶著深深的疲倦，我卻一點都睡不著。我記得還有一次，我狀況大概也不怎麼好吧？你上台北來學校找我，還帶了相機，說要拍照回去給媽媽看；照片裡，我看起來無精打采的，勉強應付看著鏡頭硬擠出一抹不自然的微笑。上回，我不舒服一直在哭，沒回宿舍的我，一個人夜晚在學校黑暗隱密的角落蹲著；頭埋在手臂裡，手臂緊抱著膝蓋哭泣。哥哥騎著機車來我學校把我載去了他的住所，什麼都沒帶的我，沒有衣物洗澡，也沒帶安眠藥，一個人躺在哥哥的床上睜眼到天亮。你搭了早上第一班的高鐵來到台北，哥哥送我去車站，你再次接我回家。在車上，你讓我靠在你的肩膀，跟我說，回家了沒事了，先睡一下吧，到了爸爸會叫你。

我空洞地看著窗外變化的景色，想著我又逃離台北了，但回家我就安全了嗎？回家我就可以不再恐懼了嗎？我感覺到你懷抱我的手臂，心裡想著，哭了一天又還沒洗澡的我，全身那麼髒，你抱著我回去是不是也得再洗一次澡呢？不過你好像並沒有很在意這件事，哄著我睡覺；不知道過了多久，我竟也順服地瞇了一下眼，在你懷裡靜靜睡著。時間很短，短到我來不及被噩夢驚醒，但也因此總算得到休息。

我每次回高雄，就算是一般上班日，你也都會請假回家說要陪我。不知道有少次，你回家後把我從我房間的小角落拉出來，因為我又一個人縮在那裡出神。高雄其實沒什麼特別可以散心的地方，你也不是個知道該怎麼表達的爸爸，只想說帶我出去應該會好點，最後我們通常都是開著車在市區的街道上閒晃。

傻爸爸，何必每次都煩惱應該帶我去哪裡呢？去哪裡，重要的是我們都在一起；就像回家，不是因為「家」可以帶來溫暖，而是因為有你們的擁抱、微笑、以及愛。

爸爸，不要再為我擔心了，不要再為了我一個人躲起來偷偷哭。雖然你從來都不說，從來也沒在我面前掉過眼淚，但我知道你一定在背後默默哭了好幾回。我永遠愛你，爸爸。你不需要擔心你老了，記憶力不好，我們會不會不要你，因為你永遠都是我們的家人；你不需要擔心我長大以後自己有了家庭，會不會忘記你，因為我永遠都是你的女兒。

你永遠都是我最愛的爸爸，永遠都不會改變，我永遠都愛你。

CHAPTER 12

迷失，下一個轉彎我該往何處走？——就醫的開始

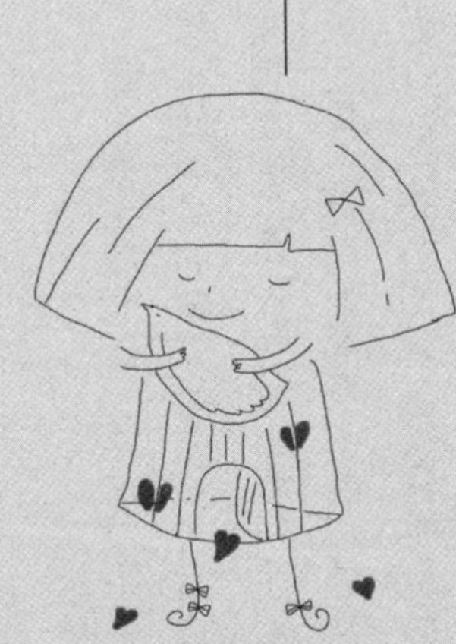

現在回想起來，大學開始生病到我真正開始就醫，最少遲了四個月。（這還不包含我高中二年級鬱症的發作，那段期間至少維持了半年；四個月的推算是以我意識到自己開始失去正常作息算起，之前是否還有輕躁的現象則已經不得而知。）我從小就被父母保護得很厲害，上下學都是家長接送，當然不可能像一般同齡的孩子能和朋友出去玩；因此一離開家到北部讀書，我很自然地想要做許多「新」的嘗試來證明自己其實已經長大了。

大學一年級，大部分的人都是跟著學長姊的「經驗談」在走；從選課到社團，無一不是如此。然而，我才剛入學就已經在協助辦理學校或系上的大型活動，從撰寫活動手冊到整個行程的規畫都一手包辦，下課的時間還要衝去學校處室打電話跟企業主管或人資聯繫，可說是非常忙碌。這時的我並沒有覺得自己有什麼問題，只覺得精力無窮，沒把事情做完就不痛快的感覺。晚上，我可以整夜不睡覺拚命地趕企劃書進度或是編輯組織章程，體力永遠都沒有用完的一天。

我覺得我自己像是超人。

我的瘋狂行為不只如此，最高紀錄是在同一時期參加了五個社團（其中有一個社團甚至是我自己在學校創立的），而且皆擔任重要幹部或總召；在此期間我還當了一堂課程的助教及參與一些簡單的志工服務。我完全沒有辦法停下來，時間只要有空，我就覺得渾身不自在，非得找事情來做不可。這種情形約莫持續了一個多月到兩個月。然而就在突然間，我開始陷入嚴重的憂鬱，我無法讀書，對任何事情再也提不起興趣，覺得未來一片黑暗。可是當時的我已經擔任了那麼多社團及活動的幹部，我根本無法收拾自己造成的「爛攤子」！撇開課外活動不談，我的學習也陷入了困境；從小就喜愛閱讀的我，再也無法靜下心來坐在案前。也就是在這個時候，我開始發現自己可能有些「不對勁」；但其實我真正害怕的，是我又開始整日哭泣，那種感覺彷彿重回高二的夢魘，因而使我異常恐懼。不知道自己又撐了多久，我才鼓起勇氣去求助於學校諮輔組。

這一大段的時間我都沒有就醫；儘管心裡偶爾會有這個念頭出現，但一想到高中時父母都極力反對我就醫，這輕微的念頭馬上就被「沒事」兩個字迅速地說服了。

真正讓我崩潰促使我去就醫，是因為計算機概論的期末考試。由於隔天要上機考試（簡單的C語言程式撰寫），所以我們幾個住在一起的同學整晚都在寫課本習題及老師以前出過的作業。我是裡面最快把每一道題目都寫出來的人，最後也當起小老師開始教同學應該怎樣寫。然而隔天考試時，我的情緒不像昨晚平穩，坐在電腦前面，

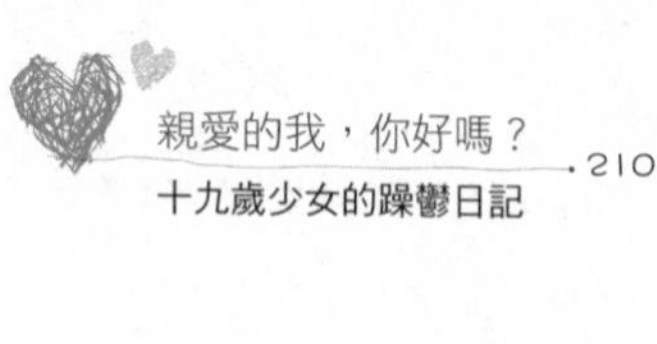

我什麼也想不起來。題目都很簡單，但我甚至連程式碼開頭第一行要輸入什麼都忘得一乾二淨，更別提把題目解出來了。昨晚和我一起練習的同學很快地完成程式碼後舉手讓老師過去檢查（成績是以誰寫出來的速度較快且正確來決定分數高低），但我卻還一個人對著黑黑的螢幕發呆，而且情緒不知怎麼地異常低落一直想哭。我完全記不起來曾經學過的任何一個字或程式碼，這使我覺得更加痛苦；儘管我讀書不能算是過目不忘，但我前幾天真的花了很多時間去準備這個科目，可此時卻什麼也想不起來。

考試結束，我最終還是解出最簡單的兩題勉強通過。一出教室我就徹底崩潰了，我在校園的走道上大哭大吼地打給我哥哥，我跟他說我再也受不了了。（在這之前我曾經跟哥哥一起跨年，當時我就稍微跟他提到我可能又像高中一樣，既擔心而徬徨無助且不知該如何是好。）哥哥說我必須去看醫生，我求他不要打電話給媽媽，跟爸爸說就好了，但最後爸爸還是跟媽媽講了，電話馬上就打了過來。然而當時的我已經不想再接任何電話，我只想一個人在角落大哭特哭，我完全失去了應有的理智。

過了一段時間我回到宿舍，上網搜尋附近有沒有捷運可以到達的精神科診所。畢竟我沒有機車，只能搭乘大眾運輸工具；另外一點是我並不想去大醫院看診，那會花太多時間，而我也不想在醫院留下精神科的病歷。（當然，最後我還是有去大醫院看診，但這容易讓其他科醫生看到病歷時，認為你是因身心症的問題而把你轉診，這是最令人無法接受的。人總是會生病、會身體不舒服，他們怎麼可以就這樣輕易把我們的不適歸因為心理因素？）

沒多久我就找到一間離捷運站很近的診所，於是我隨即坐車前往。一個人走在陌生的街頭，說真的心裡非常害怕。我來這裡是藉由google的地圖查到的，因為上面寫公車站就在診所附近，所以我選擇搭乘公車。本來就不習慣台北交通的我，下車後迷路了快一個小時才找到診所（事實上只需要十分鐘就能抵達）。

到了診所後我突然覺得好自在，裡面的氣氛好輕鬆，而我的情緒就在此時又變得異常興奮，完全擺脫下午考完試那種歇斯底里的狀態，甚至覺得自己可能根本不需要來看診。我一個人開開心心地坐在候診區的沙發上看電視，簡直把這裡當成自己家的客廳！不一會兒又開始四處張望，充滿好奇，還順手拿了幾本書翻閱，不久又丟在一旁。輪到我進去看診時，我還嘻嘻哈哈地傻笑跳進去，根本就像是去遊樂園玩一樣開心。醫生的年紀不大，感覺像是大哥哥，又像是年輕的叔叔，那瞬間我突然想到好多笑話想跟他說，於是自顧自地在那裡傻笑起來。醫生也對我笑了笑，問我：「你幾歲啦？有沒有人陪你來？你在笑什麼呢？」

「就覺得很好笑耶，不知道為什麼就很想笑。」我很努力地正常說話，因為自己也認為跟人家講話這樣很沒有禮貌，但仍然難掩心中莫名的高興。

「那你今天為什麼會來呢？」醫生問我，臉上還是笑笑的。

盡力調整自己的情緒後，我開始把我最近幾個月的情形告訴他，包含將近一個月不能睡覺，而後卻又有幾乎一整個月都只想待在床上不想下來的問題。我的書沒有辦法讀，我的注意力不集中，我的記憶退化，我的學習能力降低到難以想像。但此時正在跟他講話的我，卻還是無法克制地興奮傻笑，真的很悲哀！我甚至無法表達我擔憂的情緒！

這時的我並不覺得我豐沛的體力可能也是一個嚴重的問題。

醫生開始跟我聊天，問我在學校做些什麼，交友狀況等等。我很驕傲地跟他表示我一天可以做好多的事，而且也辦了許多大型的活動；我也跟他抱怨我突然的愛哭，或是失去動力讓我無法繼續完成我原先的計畫。出乎我意料的，醫生顯然對我的精力充沛比對我的憂鬱有更大的興趣，於是我愈講愈開心，甚至還聊起之後我又想要做些什麼。沒多久，我開始覺得想哭，沒有任何的預警，一直笑笑的我開始在診間大哭特哭。我再也講不下去我還想做什麼，相對的是我一直陷在回想高中憂鬱的感覺；我邊哭邊跟醫生說我很久沒有看到自己的幻影，我覺得只有「她」才了解我，雖然她從沒跟我說過一句話，可是現在她卻不見了，而我很想念她。接下來我們還談了什麼我再也記不得了，又哭又笑的我，初診大概花了一個多小時吧？看診結束前我又恢復了活力，好像什麼事都沒發生一樣，還開心地問醫生「我應該可以走了吧？」當時心裡想著憂鬱症好像要填表格測驗，既然醫生都沒拿給我填，那我大概很正常不需要吧？

總而言之醫生跟我說了「躁鬱症」這三個字，雖然我已經忘了他用什麼樣的方式告訴我，但結果就是如此。

「可是我沒有做測驗耶，不是要寫嗎？我還沒有寫耶！」我說，心裡非常驚訝。

「你不用寫了啦，你超級明顯的，剛剛不是就已經『循環』一次了嗎？」醫生說，低頭寫著我的病歷，而我頭上則充滿了問號。什麼叫作我剛剛已經「循環」一次了啊？

醫生開始對我衛教（其實我完全不記得他那時跟我說了些什麼），我想一般人這個時候應該會覺得很沮喪，可是此刻的我偏偏難過不起來，還覺得自己超級特別而且有趣！領了藥之後，我就開開心心地坐捷運回學校去了。醫生知道我迷路很久，特別請護士畫了張地圖教我如何走到捷運站。

我拿的藥，根據醫生的說法，都是治療躁鬱症比較新的第二代藥物，他並沒有使用傳統的鋰鹽、帝拔顛或是癲通。由於馬上學校就要放寒假，我好像第二次看診就一次拿了一整個月的藥；我對寒假唯一的記憶就是睡醒了吃一大堆的藥，然後吃飯，接著再吃藥，晚上則藉助安眠藥入睡。

我想我睡著讓所有人都比較放心，因為我醒了以後就開始想要自傷，爸爸除了得利用午休時間回家看我，還得讓同樣在家的哥哥不時來我房間看看我有沒有怎樣，而我哥也確實曾經搶走了我手中的美工刀。不知是藥的劑量過重還是副作用過強，當時的我起床必須靠家人攙扶，因為我全身無力完全無法站立，多次直接摔在地上，而雙手也無法支撐自己。最糟糕的是，藥物對我完全沒有發揮任何的作用，我的情緒沒有因此得到改善，反而日趨嚴重。父母親帶我在高雄兩家不同的醫院看診，醫生最後的結果都是認為我對新的藥物沒有反應需要換藥。

於是我開始服用鋰鹽跟帝拔顛，外加一些我記不清楚名字的二代藥物，當然也有安眠藥。我的症狀開始改善，寒假結束回到台北後，台北的醫生也依照同樣的方式開藥；然而我的狀況還是時好時壞，有時一星期就去診所兩三次，讓醫生也非常頭痛。因為我的藥是拿一星期的份量，按健保局規定，我必須等一星期藥全都吃完後才可以再使用健保卡看診。然而，我的體質卻對藥物反應非常敏感，每次藥物的各種副作用全部都會在我身上發生，甚至連標示「極少」出現的症狀都是如此。曾經在某次換了一顆藥吃了一天就開始全身抽搐，連室友都嚇得不敢接近我；面部也不時抽動，嘴角整個扭曲，當然我也不敢去上學了。如此一來，我勢必得回診換藥，而健保卡在此時則完全不適用；遇到這種情況大多是自費看診，而精神科藥物真的很貴。原本使用健保卡拿藥往往還需要再負擔五百元以上的藥費（這是七天的藥費，當中不含掛號跟自付額，通常每次看診約要花八百元上下；若要檢驗血中鋰離子濃度，當然也須另外付費），自費看診拿藥當然就更嚇人。（半年以後不再服用新藥，單純只吃安眠藥跟金菩薩，搭配鋰鹽、帝拔顛或是癲通後，藥費很明顯下降不少。）

服用鋰鹽跟帝拔顛讓我的狀況有明顯改善，儘管情緒有時仍會大起大落，但比之前實在好了太多。因此，大一下學期每星期四早上第二節上完課，我就必須搭捷運趕在診所中午休息以前去看醫生，然後再搭車回來學校準備上下午第一節的課程，也因此常常趕不及吃午飯，畢竟來回我只有三個小時的時間。這樣持續了一個學期，媽媽希望我回高雄看診，當時媽媽覺得我必須自己一個人跑那麼遠看醫生又沒有人陪很可憐。儘管我並不認為我很「可憐」，而且心裡也默默地覺得自己都十九歲了，看病還要爸媽陪很丟臉，但最後還是聽媽媽的話回到高雄。

由於媽媽一直很討厭我吃鋰鹽，因為她上網查資料發現鋰鹽可能會中毒，甚至過量會造成死亡。不管我再怎麼跟她說我吃的劑量不會死人，而且她定期押我去抽血也確定我血中鋰離子濃度都在可控制病情的有效安全範圍內，但她還是很希望找到一個醫生能不開鋰鹽給我吃。（然而很不幸的，吃鋰鹽似乎對我最有效。）有次我狀況很糟，父母又開始帶我四處求診，我在八〇二醫院的診療室跟媽媽大吼大叫，把媽媽都弄哭了。這段記憶非常模糊，只記得自己很瘋狂並不斷要求要住院（當時我天真地認為住院控制可以讓我迅速回復正常生活），其他什麼都想不起來，連看診的醫生是誰我都不知道，甚至還在看診的時候暴躁罵人。爸媽並不喜歡八〇二醫院的精神科病床，我記得好像是開放式的吧？再加上有規定必須有家屬在旁照顧；爸媽都是上班族，所以我理所當然地就沒有住院了。

另一次也是唯一一次在高雄慈惠醫院看診，我的記憶就清楚多了，因為當時的我情緒較穩定，只是非常憂鬱，通常躁症發作後較易忘記自己剛剛做了什麼，但鬱症就比較不會這樣。（我已經忘了我是先在八〇二看診還是慈惠醫院，不過也差不了幾天就是了；那時的我請了一、兩個星期的假回高雄，因為我整天像瘋子一樣失控，根本無法上學而且一直吵著要住院。父母也向公司請了不少假陪我，不管是什麼醫院，只要有門診就帶我去看，對我的情況非常擔憂。）我到現在都還記得當時慈惠醫院的林明雄醫生，他一直鼓勵我，還跟我說手割成那樣不好看喔。看到我情緒低落，他還安慰我沒有關係，跟我說有事就打電話給他。他拿出自己的名片，抄了他自己的手機號碼給我，跟我說心情不好可以找他，讓我覺得非常溫暖。對於一個初診的病患付出那麼大的關心，真的使我非常感動。不過他最後開給我的藥還是鋰鹽跟帝拔顛，這讓我媽媽非常著急，不停地問有沒有其他藥物可以取代。最後林醫生拿了一張紙條寫了「楊明仁」三個字，叫我去找他看診。「說不定他不會開鋰鹽給你吃呦！」最後還不忘叮嚀我，在我去看楊醫生以前，還是要把現在的藥乖乖按時服完。他摸摸我的頭，一直鼓勵我，到現在我還印象深刻。儘管我已經不太記得他長什麼樣子，因為在看診時我總是一直低著頭，但我真的好感謝他對我這個「初診」且「只會來這看診一次」的病患那麼關心。

五月還是六月吧，我真的去楊明仁診所看診了（也就是前文信件裡提到的楊叔叔，雖然他年紀比我爸爸大，不過他覺得我叫他楊伯伯太老了，所以之後我就一直叫他楊叔叔。）那天是星期六早上，初診，真的等得有夠久的。診所非常多人，因為看診的人都有預約，所以我至少在外面等了一、兩個小時吧？初診總是問一些我覺得很無聊的問題，不同的是這次我一進去就直接跟楊醫生說我有躁鬱症，然後才開始說明我之前的狀況。最後就是換我媽拿了一堆我吃過的藥物給楊醫生看。有趣的是，當楊醫生問我為什麼會來這裡看診時，我回答他：「因為有醫生跟我說你不會開鋰鹽給我吃。」他笑了一下，然後微笑地跟我說：「可是我還是要開鋰鹽跟帝拔顛給你吃耶！」

「其實也沒差，我根本不在乎我吃什麼藥，會在乎的是我媽媽。」聽到他的回答我也笑了，最後還不忘補上一句：「我要安眠藥喔！不然我會睡不著。」

很幸運的是，這次初診時我的情緒很好也很穩定，並沒出現像之前在八〇二醫院那樣的攻擊性言詞。返回學校前，我在診所拿了一個月的藥回到台北，因為學期恰好也剩一個月就結束了。暑假我回高雄，很自然地每個星期都到這裡繼續看診。直到九月份開學回台北，我也還是每兩個星期就搭高鐵回來高雄看星期六早上或星期五晚上的診。爸媽說他們不在乎我往返的通勤費，只希望能陪我一起去看醫生；儘管我從來都不允許他們跟我一起進診察室，但每次他們兩人還是陪我一起到診所，坐在外面等我看完醫生出來。

其實轉回高雄看診時，我的情況已經明顯比過去好了很多。暑假的這段期間，楊醫生利用下午他沒看診的時間叫我過去，每個星期陪我講一個小時的話。我從未覺得那是在看醫生，總覺得就是很開心有個人可以跟我聊天，而且還可以很自然地做自己，不需有任何的偽裝。開學前最後的那次看診，楊醫生把他的通訊方式留給我。

「你有事就寄信過來給我，或是打來診所找我也可以。」他說，然後把寫上自己手機號碼跟e-mail的名片遞給我。

「有事喔？那我睡不著覺算不算有事啊？這樣要打給你嗎？」我問，眼睛睜得大大地看著他。

「你睡不著的時候我已經睡著了耶！」

「我才不會在大半夜打電話給你好不好！那我可以寫信寄笑話給你看嗎？」我自己也笑了出來。

回台北讀書升上二年級，我真的開始天天寫信給楊醫生。原本一開始沒想到他會那麼快回信，收到時還有點訝異。（心裡總覺得這個年紀的人用電腦打字一定很痛苦，再加上老花眼應該更吃力；而且感覺醫生叔叔一直很忙，竟然還會那麼快回我的信真的很神奇！）之後每天寄信給「楊叔叔」成了我的習慣，下課回到宿舍就是開始寫信，好像把他當日記在寫了，唯一不同的是這次日記竟然會跟我「講話」！雖然他回信都是幾句話就結束了，不過我還是很開心；生活上的大小事我全部都跟他分享，偶爾他也會提醒我「是不是最近花錢比較凶」之類的，要我注意。有時候我並沒發覺自己情緒變化，但他的提醒總會讓我自己靜下來好好想想「我是不是需要控制一下」。這種方式比直接跟我說：「你不要又玩得過high了，注意一點！」好得太多了。

大學二年級時，儘管我的躁鬱並不像之前嚴重，但自我傷害的情形卻愈來愈頻繁。每星期我平均要割自己的左手臂兩次，一次通常都割十到二十刀，長度通常約十公分左右。儘管傷口深度不深，但還是會讓整隻手臂流滿了鮮血。我必須說我還滿享受那個時刻的，我覺得看到自己流血，聞到那股血腥味，讓我知道自己活著。我很想死，我開始偷藏安眠藥，一個星期幾晚不睡存個幾顆，慢慢也蒐集了一小罐。我非常痛恨我自己，我噩夢連連一天到晚驚醒，不是在夢裡看到自己殺人就是在自殺，而且每次場景跟方法都不一樣。這讓我對睡眠也產生了恐懼，跟我同寢的室友則對我夜晚睡覺都在發抖感到奇怪。

我開始自我放棄。

在台北不可能隨時就衝回高雄看診，畢竟還有學校的課程要上；所以當狀況嚴重時，我就自己去三軍總醫院掛號。與其說是去看病，倒不如說是去找一個人聽我講述自己的自殺理念，因為實在很難跟我周遭的人「分享」這種「特別」的看法。三總的醫生覺得我是典型的躁鬱症患者，因為前一天我還跟他吵著要自殺，下一次來卻開心地在診間跟他嘻嘻哈哈；但我心裡卻覺得高興又不是壞事，為什麼醫生都那麼計較呢？

相較於我的諮商過程，我求診的過程可謂非常順利。每位精神科醫生對我都非常照顧，而且也都很有愛心願意傾聽。其實看診前我並沒有去查或是去打聽哪個醫生比較好，但我真的很幸運，遇到這些很好的醫生。最感謝的當然還是花最多時間陪伴我的楊明仁醫生，直到現在我狀況已經穩定，我們還是天天通信聊天，已經持續一年多，我真的很喜歡他。在台北剛發病，第一次找到的那家診所，醫生也花一個小時左右聽我說，並且治療了我情緒起伏最嚴重的那半年。因為有他們的陪伴，讓我在生病的期間得到很好的醫治；不僅僅是身體上的康復，同時也扶持了我心裡最脆弱、空缺的那個部分。

手上的疤痕已經漸漸淡去，感謝他們，帶我走出曾經糾纏我的黑暗，給我一個重新經驗人生的機會。

CHAPTER 13

當我們還沒發現時，我們已經需要幫助

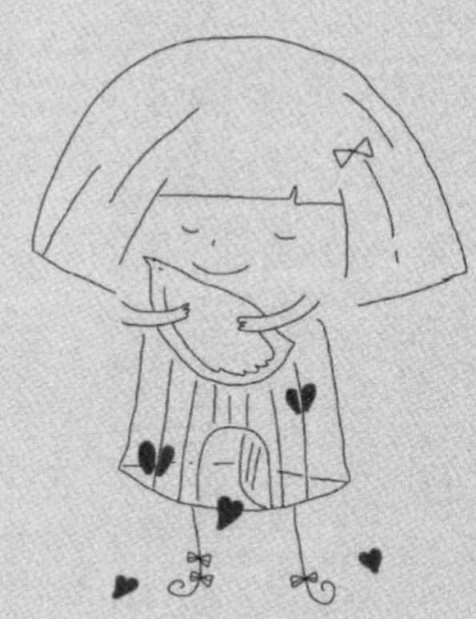

自從知道自己生病以後，其實我可以感覺得到情緒是不是又開始控制不住，出現躁或鬱的情況。然而，只要情緒平復，我會很快地說服自己已經好了，呈現一種完全無病意識的狀態。當輕躁再次發生，我並不會覺得我可能必須小心，因為那並不干擾我的生活，反而是旺盛的創造力、多元豐富的能力令我感到非常滿足。輕微的躁症讓我的人生變得很美好，我根本不想改變，自認為可以駕馭。就在此時，天旋地轉，當某天清晨再也提不起勁時，儘管心裡知道鬱症又再次來訪，卻已經無能為力。

大部分我的情緒轉變是先躁再鬱，而且躁、鬱兩者變化迅速，常讓我措手不及。最糟糕的是，我躁期所播下的「惡種」常常讓我的憂鬱變得更加痛苦。舉例而言，我必須在憂鬱的情況下，面對躁症時接下一堆不屬於我的工作；我覺得世界已經失去希望時，還得去處理躁症時對我人際關係帶來的傷害。（當然，這往往無法挽救，最多只能用道歉換取一絲心裡的安慰。）

身旁的人其實可以很容易發現我們的改變，不管我們再怎麼刻意隱藏，還是有些蛛絲馬跡會透露端倪；適時地提醒及關心，乃至帶我們去醫療系統求助，真的非常重要。或許我們還沒有意識到、或承認自己生病的事實，但我們已經需要幫助。

以我自己為例，輕躁時，每天都神采奕奕，覺得未來無限美好。開始規畫、執行很多事情，行程表永遠滿檔，而且會覺得每件事如果不是自己來做一定會垮。對自己充滿了自信，與人談話時滔滔不絕，充滿各式各樣的想法，同時富有極大的創造力。講話速度跟思考速度都變得很快，就算盡量減緩說話速度，但嘴巴就好像不是自己的一樣，會一直不停說著各種不同議題的言論，有時會突然因此變得有些暴躁。開始很喜歡到處亂闖，沒辦法一個人待在一個空間中，無時無刻都閒不下來只想往外衝。平常想買卻沒有下手買的東西，很容易在此時一次買個乾淨，不去思考可能產生的後果。（例如，當學生的我，每個月只有爸媽固定給的生活費，但我卻曾經在三天內就花了將近一萬元。）睡眠時間明顯減少，但體力卻不會因此透支，工作量、活動力都比以往更旺盛。最重要的是，覺得自己很神，或像超人一樣。我必須承認自己其實很喜歡輕躁的自己，那種感覺真的很棒！

躁症嚴重一些時，注意力不集中、沒有耐性是很常見的，而且脾氣變得很火爆。與人溝通，常會強迫別人接受自己的意見，稍有不合很容易就會發火，與人爆發嚴重爭執。我覺得這時的自己是完全的自我中心，絲毫不在乎他人的感覺。有時還很憤世嫉俗，看什麼都不順眼，常發表一些極端的言論或做出過多衝動不合世俗的行為。精神亢奮，而且是很誇張的亢奮，完全無法控制。攻擊性會增強，言語上的、行為上的都有。想法紊亂，複雜而且多到令自己難以掌握，彷彿「頭」與「心」是分開的兩個個體，沒辦法整合在「身體」上。基本上，這時候我已經很難喜歡這樣的自己了。那種感覺彷彿我不屬於自己，反倒覺得自己像是個布偶，被一股瘋狂的力量掌控著，卻無力抗拒。我可以好幾天不需睡眠，卻一點也不會覺得疲倦；儘管身體已經承受不住出現暈眩的症狀，依然無法讓自己停下休息。

輕微的憂鬱會使人變得慵懶，此時特別喜歡一個人躺在床上不動，而且不喜歡周遭有人，最好是一個人待在小房間裡縮成一團。對社交活動感到厭煩，不想出去也不想與人接觸。想法悲觀，覺得自己沒有價值，似乎所有的錯誤都是自己造成的，沒有自信心且常常感到絕望。偶爾會開始跟較熟悉的人談論對死亡的看法，像是討論死後的世界等等。嚴重時，任何事情都能令我崩潰大哭，周遭所發生的一切都會被過度曲解，甚至會因此認為那是一個自殺的好理由，即使所發生的事情與自己毫不相關也是如此。強烈的自責與罪惡感是其中最令人感到痛苦的，一根不具重量的羽毛就足以把人輕易壓垮。我在憂鬱時常伴隨自我傷害，因為我很恨自己變成這個樣子，也不想要活著，接下來我的胸口就會開始感到不適。我割手，用刀劃過手臂，慢慢欣賞鮮血從細微幾滴地滲出，到順著手臂下滑。看到鮮血讓我得到某種程度的安慰，情緒也因此得到穩定，也確定了自己還存在這件事。自殺的念頭是很平常的，唯一困擾我的是該如何好好與親朋好友道別，還有何時是最佳的時間，何地是最好的地點。當然，最重要的，要用什麼方式去結束生命。

再來，是我不知道該歸在躁症還是鬱症的，因為我總覺得他們與躁、鬱同時伴隨發生。看到一些殘殺的畫面是我最恐懼的事。我常常會突然恍神，然後看到一個畫面，有時是我在殺人，有時是我在自殺，有時是我想到其他方式自殘。每次的畫面都很血腥，很嚇人，而且最令我害怕的是，它們真實得令我分不清楚是現實還是想像。這些畫面不會重複，每次都選擇新的樣式出現，像是我會用各種不同的手段自殺，而有些甚至是我從來沒有想過，電視新聞也從來沒有播報過的，這些死法總是極具創意且異常殘忍。（我想，就算我要死，也會選擇一個較不嚇人而且比較舒適的方式去死，像是吞安眠藥。）殺人的情景令我最不舒服也最擔心，因為我不想殺人，最重要的是，我不想殺我的家人朋友。然而，我總是看到我在傷害他們，有時甚至看到他們渾身是血倒在地上，而我手上拿著凶器，靜靜地欣賞這樣的傑作。

接著是永遠作不完的噩夢。以前的人說躁鬱症是被魔鬼附身，我想用在這裡最適合不過。即使吃了安眠藥，睡覺時也是會做噩夢的，而且還可以讓你心跳加速，嚇出一身冷汗而後驚醒。有的時候我不想吃安眠藥，寧可不睡覺就是這個緣故，因為這個魔鬼連晚上睡覺都不放過我，睡眠對我來說不是休息，而是不斷在殺戮中逃避，是一種深層的恐懼。這也是為什麼只要能一覺到天明，我就充滿了感激。然而很不幸的，只要我稍有躁或鬱的情況，就再也無法逃離噩夢的侵襲。某種程度上，我必須說我很畏懼睡眠。

或許生病的我會在別人面前盡力表現「正常」的自己，但其實我所能隱藏的只是一小部分，畢竟如果自己能夠控制的話，根本就不需要服用藥物。在我們還不知道自己情緒又開始波動，或是不肯承認自己情緒的轉變時，周遭的家人朋友其實有能力幫助我們認清自己。例如，當我不安時，我會無法克制地一直在玩弄我的手錶或是手指，有時則是用右手緊抓左手手臂，讓指甲深深刺進肉裡。儘管我知道別人在看我，但是我還是沒辦法克制，沒辦法停止自己的行為。（行為被強迫制止會讓我極度暴躁，好像有股力量要從身體裡衝出來，情緒很容易因此嚴重失控。）又或者是，別人講什麼話都不太回應，整天沉默寡言待在一角；對原本很感興趣的東西失去原先的熱衷，反應冷淡而低落。

當然，不管是躁症還是鬱症，情緒總是會有回歸正常水平的時候。對我而言，那是最危險的時候，也是我最想自殺的時候。原因有很多，最主要的原因是，那時的我是自主的，我重新擁有了我的身體自主權，而我害怕自己會再次失去它。你不禁會去回想躁鬱症發作時對你造成的傷害，恐懼會重新襲擊你，而你會不想再去經驗一次，所以自殺似乎就成了最好的解決之道。滿多的時候，我的理智會告訴我：「趁現在清醒的時候，趕快把遺書寫好。」短暫的恢復，其實我們需要更多的關心。

每個人都有自己喜歡被尊重的方式，當然，生病的我們也是如此。我們渴望被關心，我們更希望被尊重。不管你是患者的家屬或是朋友，在你們付出你們的關心時，也請你們了解、體諒我們的心情。適當的提醒幫助我們認清自己的變化是好的，但也請不要過度擔心，因為我們也會有正常的情緒反應，不代表我們高興或難過時就是再次發作。我自己很討厭當我在高興的時候被別人要求我停止快樂，儘管他們是出於關心，擔心我情緒過於亢奮，但這種方式卻往往使我感到低落。

愛是世界共通的語言，用智慧付出真心，你們將帶給我們莫大的幫助！

故事的最後

下午，台北又開始飄起細雨。我一直很喜歡看天空，總望著窗外恍神，看著厚重的雲朵、微陰的天空，呼吸著屬於都市的雨才有的味道，記憶不禁又被拉回到最初上大學時的稚嫩。

大一，上國文課，我也是這樣看著窗外；不知道自己已陷入憂鬱的我，努力地寫著手邊的信，要趕在中午郵差收信前把信投入郵筒。當時的天空也是這樣陰陰的，下著雨。我盡可能地把笑容留在信中，但卻不小心讓一滴眼淚滴到了信紙下方。

去年的這個時候，我也是這樣地望向窗外；當時的我，已經吃了快一年的藥，手上總是布滿了自己自傷的疤痕。最舊的疤痕是白色的，帶著深層的罪惡；上星期的傷疤則呈現細長的褐色，訴說著夜晚的恐懼與憂傷；隱藏在紗布底下的則是血紅的新作，控訴著自己一再違背再也不自傷的承諾。

右手不自覺地摸了摸左手臂，網狀彈性繃帶阻隔了體溫的傳遞，卻還是讓我得到了不少的安慰。窗外下著雨，而我等待著下課，期待著等會能夠在雨中大喊，喊出心中所有的鬱悶與陰暗。然而現實是，我必須在下課就去接受心理諮商，還必須面對諮商師問我為什麼又自殘這個問題，不禁令我再次感到不安。

我又瞥了一眼天空，試圖掃除不斷浮現在眼前的過去。這兩天我有點些微的憂鬱，睡眠毫無品質可言；一天睡超過十二小時，眼睛卻仍然如同熊貓。我再次看到自己割腕的畫面，不停地重複割下去的瞬間，使我害怕而擔憂；儘管只是輕微的情緒起伏，還是令我不知所措。我默默地告訴自己，這一切都已經過去；穩定後自然也會有些微的波動，而我必須去學習如何與他們共處。我有很大的進步，這次胸口的不適雖然也讓我再次拿刀割手，但傷口僅劃過表皮，很淺，三天就痊癒。這兩天我很努力地克制自己，不可再拿刀割傷自己；或許我仍用指甲抓破了我雙手的皮膚，但我真的很努力在學習與自己另外兩個靈魂好好相處。

我想到很小的時候，因為喜歡塗鴉，爸爸帶我去學美術；當時的我，手還不太會握筆，只會拿著較粗的彩色筆跟蠟筆到處亂畫。我已經不記得老師的樣子，不過我一直記得老師很喜歡帶我們去後面鋪著榻榻米的小房間，放著一張張投影片跟我們說這是哪個畫家畫的，然後開始跟我們幾個孩子講起每一幅畫背後的故事。我很愛聽故事，很多小朋友受不了一直坐著看幻燈片，但我卻剛好相反；我聽故事聽得著迷，到現在去看畫展，偶爾都還會想起當時老師說的一字一句。

為什麼我會說這些呢？因為我想到梵谷。前陣子轟動一時的梵谷展，我也去了；我很喜歡梵谷畫的「星空」，總覺得有股特別的吸引力。（「星夜」是我最喜歡的畫作之一，可惜這次並未展出）小時候上美術班的記憶，是他的自畫像總是側著一邊的臉；老師說，因為另外一邊的耳朵被他自己割下來了。

「所以他是瘋子喔！」我還記得當時有好多小朋友都這樣問著，但是語氣中並沒有帶著歧視，而多是出於童稚與好奇。當時的我也是嘴巴張得開開的，傻傻地望著老師。老師說了什麼呢？或是其實根本什麼也沒說，我一點也不記得了。

這次畫展也展出了梵谷進出精神病院期間的畫作，沒有幾個人流連在這個地方，大多數人還是喜歡停留在色彩繽紛的幾幅畫作前面。我站在一幅畫前發呆了很久，那幅畫大約是他從精神療養院所見的窗外景色，然後我哭了。在眼淚順著臉頰滴落前，我很快地用手擦了眼淚，但還是在雙頰上留下了淚痕。著名的歌曲Vincent，輕輕地唱著：

Now I understand, what you tried to say to me
How you suffered for your sanity
How you tried to set them free

They would not listen they did not know how

Perhaps they'll listen now

我們有多麼想去擺脫清醒時那份深層的痛苦，可又有誰能夠真正了解、體會我們那種力不從心的感覺呢？有多少人真的相信我們努力過了，而非覺得我們從未對自己負責？

我想我現在最討厭的，就是當我自我傷害時，那些知道我生病的人；也就是「和我最親近的人」，告訴我：「我很自私。」

或許在他們眼中，我所表現的是自我放棄，而且傷害真正「關心」我的人；我完全不考慮他人的想法，只順著自己的意念在走。然而，有人沒事會願意自我傷害，拿割手當作消遣嗎？在生死的邊緣掙扎，背後那個幾近毀滅的靈魂，從來沒有人會去看到、去關心。

我試圖在畫中感覺當時的梵谷看到了什麼；是痛心自己無法參與外面世界的春光明媚？還是心中懷抱未來，在陽光中看到希望？

受洗後第一次去教堂參加主日，看著十字架、唱著不熟悉的詩歌，淚如雨下；我覺得生命得到拯救，自從開始吃藥以後，我總算覺得自己看到希望。當情緒出現不正常的起伏，我會在聚會結束時，獨自坐在椅子上看著前方的十字架，試圖在裡面尋找繼續走下去的勇氣。偶爾，我會一個人來到教會，找個靠窗的位子坐下，看著外面街道的車水馬龍，想著自己的下一步應該要怎麼辦。有時，恍神的我會被教會認識的姊姊看到；她們會握著我的手幫我代禱，幫我這個不太會跟上帝講話的人說話。不管我的情緒是否回歸水平，但至少當下能感覺到一股強烈的平靜。或許上帝沒有親自過來拍拍我的肩，但祂總會找到一個人來安慰我。

剛知道自己生病時，對「躁鬱症」三個字感到非常陌生。雖然自己從小就很喜歡讀心理學，多少知道一些，但那畢竟只是印在書本上短短幾行的文字。當「躁鬱症」真實地發生在自己身上，感覺是完全不一樣的。當時我第一個想到的是自己「是不是一個瘋子」，除此之外別無其他。關於躁鬱症的書籍其實並不多見，我甚至無法藉由書本重新認識自己。網路或書本知識，大部分都只有介紹憂鬱症；一些片段的文字，說著躁症發作時可能會出現的症狀，但感覺卻離自己好遠。什麼叫做購物慾增加？購買的當下難道不是出於自己的喜歡？什麼叫做過度的自信？難道我高於他人的辦事能力也是一種疾病？我對此難以接受，因為每句話都告訴我，原來過去的自己都不再是自己，而是可能生病了。然而，看到接下來所寫的「睡眠減少」、「判斷力差容易分心」、「高昂的情緒」乃至「嚴重可能產生幻影」，我再也無法像前面那樣說服自己沒事。高中的時候，我希望父母帶我去看醫生，因為「憂鬱症」是我可以接受的。第一次看完醫生，手上拿著藥袋回到寢室，儘管理智上已經知道自己生病了，但我心裡真的接受了嗎？在爸爸打電話過來說我沒有躁鬱症時，我對著他大吼，是出於「他對我的不諒解」的不滿，還是對自己身體的改變怒吼？我是在生爸爸的氣，還是在氣自己竟然會有躁鬱症呢？

生病過了一年吧？我在書店的「文學區」中偶然看到凱．傑米森（Kay R. Jamison）所寫的《躁鬱之心》，我才覺得好像找到「同伴」。雖然之前也在不少網站中看到其他病友的心聲，但卻都覺得沒有任何實質的幫助。有些網站也有設立聊天室開放給病友聊天，但裡面根本一個人也沒有。心情極度沮喪時，張老師網站上的聊天室志工也都已下線，根本找不到任何的協助。（我想大部分的人情緒低落都是在晚上，但遺憾的是白天資源本來就不多了，晚上的資源當然更加少得可憐。）我的皮夾裡有張紙條，寫滿了各種機構的二十四小時專線，但不管是哪個單位，電話的那端永遠都只傳來語音說著「滿線」二字。捷運站裡貼滿了自殺防治專線的電話，但我從來也沒有打通過。留下手機等到的回撥，離我求助已經過了數十小時；我想原本有自殺意念的人，也會因為生命中最後一通電話永遠打不通而感到絕望，下定決心尋短吧？有人說我打這個電話是在浪費社會資源，我好想問他，為什麼你不為我現在「活下來」感到開心，而是責怪我呢？我想我永遠都不會懂這個社會的價值觀。

Now I think I know, what you tried to say to me
How you suffered for your sanity
How you tried to set them free
They would not listen they're not listening still
Perhaps they never will

曲終，最後一句歌詞令人感到無限哀傷。是這個世界永遠不會了解我們？還是這個社會從來沒有試圖想要了解我們，聽我們那微弱的一點聲音？因為無知而對我們產生的恐懼，我該要怎麼解釋才能告訴其他人，我並不會隨便就失去理智動手傷害他們？一般人生病時都可以有親友過來陪伴，鼓勵他們未來一定會好轉，但為什麼我們卻永遠只能一個人躲在角落裡獨自承受？

看著自己的雙手，從手掌到手臂，布滿了這幾天自己抓傷的痕跡。許多地方因此破皮，儘管沒有流血卻仍帶來疼痛。洗澡時，水流流過失去皮膚覆蓋的傷口，造成強烈刺痛；我感覺著，試圖以這種方式懲罰自己的過錯。刺痛降低我的罪惡感，我沒辦法原諒自己，也不知該怎麼面對這樣的自己。我故意用水柱沖擊自己的傷口、拿沐浴乳「洗淨」自己的傷口；我告訴自己必須記取教訓，卻又在同時發現自己是否也正處於某種程度上的自殘？

我並不想知道答案。

兩年了，我不知道自己是怎麼走過來的。看著過去的自己，藉由不連貫的日記拼湊當時的記憶，那感覺好像是在讀別人的生命故事，儘管熟悉卻不屬於自己。雖然我不算是個不配合的患者，但我也絕非是那種一心努力想要衝出黑暗的勇者。我一天到晚想死，除了對生命感到絕望，也害怕自己會對親友造成傷害。（那些層出不窮的血腥畫面，總讓我擔心自己會不會哪天也攻擊他人。於是我暗暗告訴自己，自殺總比殺人好，趁著一切都還沒發生，自我了斷是最好的辦法。）十八歲，所有人都會告訴你，大學是你生命最璀璨的時刻，但從來沒有一個人告訴我，大學，可能也會有個惡魔不停地追著你跑。

就好像走到一間用鏡子當成牆壁的房間，無數個自己逐漸變小，愈來愈遠，到最後終於趨於模糊成為一個黑點。鏡子裡每個自己都是如此的熟悉，想伸手抓回那些失去的生命，卻只能感覺到鏡子那端傳來的冰涼。躁鬱症帶走了我太多的記憶，也讓太多的人從我身邊離去；我不記得大一發生的點點滴滴，也不記得我到底怎麼得罪了朋友讓他們與我疏遠。對於生命突然少了其中幾頁，讓我不知要怎麼面對未來，因為我找不到最初的自己；就像鏡中那遙遠卻清晰的黑點，我永遠也無法再把它重新放回我的心中。

直到有天我突然明瞭，或許遺忘才是一種祝福。如果我曾恐懼到連日記都嚇得因此停筆，為什麼我還要去追尋那些沒有星辰的黑夜？高中開始，那份深層的恐懼就一直跟著我，我不知道我在害怕什麼，但卻打從心裡發顫，一直延續到現在。若我能真的把這一切都遺忘，那難道不是最美的祝福嗎？

我想，如果讓我大學生活盡情地發展，沒有生病，我永遠也學不了這麼多的東西。過去短短的兩年，我真的改變很大。當我因為生病造成閱讀困難，甚至無法記憶，對數字喪失往日的敏感時，我才知道原來有些人不是不讀書，而是真的讀不起來。沒有生病，我不會了解被人家歧視的感覺，也不會因此那麼快地就學會獨立面對自己、接受自己。少了那些黑夜，我不會懂得清晨的陽光是如此溫柔美好，也不會懂得世界上還有好多事值得我去感動。最重要的，躁鬱，讓我看見了愛——親人無私接納的愛、朋友陪伴鼓勵的愛、長輩關心叮嚀的愛，當然，還有天父親自安慰我的愛。如果你要問我怎麼走過來的，我要說，是這些愛幫助我走過來的，是這些愛真正地醫治了我，給了我未來全新的希望！

「但那受過痛苦的，必不再見幽暗。」——《以賽亞書》9:1

後記

關於筆名

從一開始出書，就沒想過用本名，我很喜歡自己現在單純的生活，平靜而充滿祝福。我每天可以過得很快樂，不需要別人特別的照顧，也不需要別人特別的關心。

我很珍惜現在的一切。

然而，每本書都有作者。開始想著要取什麼樣的筆名，著實令我傷透腦筋。曾經有想過，是不是要順手拿起一本字典，隨便翻開一頁後把它組合成自己的筆名。偏偏我又非常希望自己名字背後有些意義，因此取筆名這件事一直被我耽擱著。

有天中午半睡半醒之間，「思瑪」這個名字就飛進了我腦袋裡。我很喜歡這個名字，它的背後有兩個意義：私語，是我和日記親密的對話；思瑪，代表著我永遠思念我的爺爺。當然，對我而言，後者尤其重要。

知名小說《風之影》裡，有一句話是這麼說的：「只要還有人記得我們，我們就會繼續活著。」我爺爺單名「瑪」，但必須把玉字邊改成土字邊，聽爺爺說，這個字在康熙字典裡才查得到。瑀，讓我想到我爺爺；這個字在字典裡有美玉的意思，我想用這個字來代表我爺爺再適合不過了。

但願爺爺在天上會因此開懷，但願我能永永遠遠記著他，讓他永遠活在我的心裡。

四月底，我和楊叔叔通信時，聊到了他導讀那部分的截稿日期。聊著聊著，我突然想到，我好像從沒告訴他我用的是筆名。晚上，我回了信，問他說他在文章裡怎麼稱呼我，並告訴他我會用筆名出書。雖然自己覺得這個筆名有點菜市場名，但還是很驕傲名字背後的意思，所以也順便寫信炫耀了一下。

隔天早上，我收到這樣的一封信：

思瑀，思雨，死魚，這個名字好難。在文章中，我都叫你〇〇（我的本名），看來我必須將你的名字改過來才好。

死魚！死魚！天哪！我怎麼都沒有想到！為什麼會出現死魚？這個名字的美感跟涵義完全被死魚給打死了！我看到信後愣了兩三秒，接下來就在電腦前哈哈大笑。

不過我還是很愛我的筆名，雖然說死魚這件事很爆笑，但我想還是算了。或者，也可以說，就當過去的我完全死了吧！現在的我，有一個全新的生命，全新的開始。

雖然聽起來有點硬掰，但是……

爺爺，我叫思瑀，你聽到了嗎？我永遠地愛你。

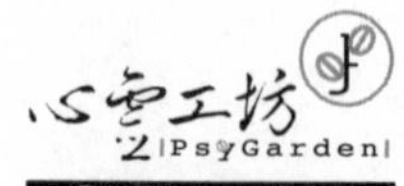

親愛的我，你好嗎？——
十九歲少女的躁鬱日記

作者—思瑀

出版者—心靈工坊文化事業股份有限公司
發行人—王浩威　諮詢顧問召集人—余德慧
總編輯—王桂花　執行編輯—黃心宜
校對—簡淑媛　美編—董子瑈
通訊地址—10684台北市大安區信義路四段53巷8號2樓
郵政劃撥—19546215　戶名—心靈工坊文化事業股份有限公司
電話—02）2702-9186　傳真—02）2702-9286
Email—service@psygarden.com.tw　網址—www.psygarden.com.tw

製版・印刷—彩峰造藝印像股份有限公司
總經銷—大和書報圖書股份有限公司
電話—02）8990-2588　傳真—02）2990-1658
通訊地址—248台北縣五股工業區五工五路二號
初版一刷—2011年9月　ISBN—978-986-6112-15-7　定價—260元

國家圖書館出版品預行編目資料

親愛的我，你好嗎？——十九歲少女的躁鬱日記／
思瑀／作.
-- 初版. -- 台北市：心靈工坊文化，2011.8　面；公分. --（Story；012）

ISBN 978-986-6112-15-7（平裝）
1.躁鬱症　2.通俗作品

415.985　　1000012716

心靈工坊 PsyGarden 書香家族 讀友卡

感謝您購買心靈工坊的叢書，爲了加強對您的服務，請您詳填本卡，
直接投入郵筒（免貼郵票）或傳眞，我們會珍視您的意見，
並提供您最新的活動訊息，共同以書會友，追求身心靈的創意與成長。

書系編號－Story 012　書名－親愛的我，你好嗎？：19歲少女的躁鬱日記

姓名　是否已加入書香家族？□是 □現在加入

電話（公司）　（住家）　手機

E-mail　生日　年　月　日

地址 □□□

服務機構／就讀學校　職稱

您的性別－□1.女 □2.男 □3.其他

婚姻狀況－□1.未婚 □2.已婚 □3.離婚 □4.不婚 □5.同志 □6.喪偶 □7.分居

請問您如何得知這本書？

□1.書店 □2.報章雜誌 □3.廣播電視 □4.親友推介 □5.心靈工坊書訊
□6.廣告DM □7.心靈工坊網站 □8.其他網路媒體 □9.其他

您購買本書的方式？

□1.書店 □2.劃撥郵購 □3.團體訂購 □4.網路訂購 □5.其他

您對本書的意見？

封面設計	□ 1.須再改進	□ 2.尚可	□ 3.滿意	□ 4.非常滿意
版面編排	□ 1.須再改進	□ 2.尚可	□ 3.滿意	□ 4.非常滿意
內容	□ 1.須再改進	□ 2.尚可	□ 3.滿意	□ 4.非常滿意
文筆／翻譯	□ 1.須再改進	□ 2.尚可	□ 3.滿意	□ 4.非常滿意
價格	□ 1.須再改進	□ 2.尚可	□ 3.滿意	□ 4.非常滿意

您對我們有何建議？

▲您的意見，我們將轉貼在心靈工坊網站上，www.psygarden.com.tw

廣 告 回 信
台北郵政登記證
台北廣字第1143號
免 貼 郵 票

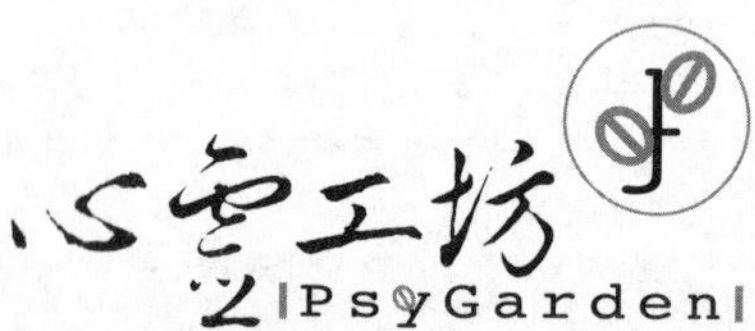

10684台北市信義路四段53巷8號2樓
讀者服務組 收

免 貼 郵 票

（對折線）

加入心靈工坊書香家族會員
共享知識的盛宴，成長的喜悅

請寄回這張回函卡（免貼郵票），
您就成爲心靈工坊的書香家族會員，您將可以——

⊙隨時收到新書出版和活動訊息

⊙獲得各項回饋和優惠方案

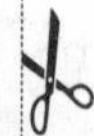